Tu Mejor

SONRISA

. . . para toda la vida

Tu Mejor

SONRISA

... para toda la vida

Alcanzando tu
salud oral óptima

DR. RAMÓN A. DURÁN

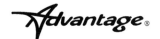

Publicado por Advantage, Charleston, Carolina del Sur.
Miembro del Grupo Advantage Media.

ADVANTAGE es una marca registrada, y el colofón Advantage es una marca registrada de Advantage Media Group, Inc. Impreso en los Estados Unidos de América.

Printed in the United States of America.

10 9 8 7 6 5 4 3 2 1

ISBN: 978-1-64225-229-3

Diseño del libro de Wesley Strickland.

Advantage Media Group se enorgullece de ser parte del programa Tree Neutral®. Tree Neutral compensa la cantidad de árboles consumidos en la producción e impresión de este libro al tomar medidas proactivas como plantar árboles en proporción directa a la cantidad de árboles utilizados para imprimir libros. Para obtener más información sobre Tree Neutral, visite **www.treeneutral.com.**

Advantage Media Group es editor de libros de negocios, superación personal, desarrollo profesional y aprendizaje en línea. Ayudamos a emprendedores, líderes empresariales y profesionales a compartir sus historias, pasión y conocimiento para ayudar a otros a aprender y crecer. ¿Tiene una idea de manuscrito o libro que desea que consideremos para su publicación? Visite **Advantagefamily.com** o llame al **1.866.775.1696.**

Contenidos

Primera parte: Una categoría de uno

Segunda Parte: Tu boca en cada edad

Primera parte

Una categoría de uno

Introducción

Hoy día hay mucha información disponible sobre salud oral. Gran parte de esta es confusa, engañosa o abrumadora. No tiene por qué ser así. Es por eso que escribo este libro. He creado una guía simple, concisa y fácil de leer, que puede ayudar a personas como tú a tomar las mejores decisiones para una sonrisa saludable y atractiva que dure para toda la vida.

Para entender mi filosofía como profesional de la salud, creo que deberías saber más acerca de mí. Tengo dos pasiones en mi vida: mi familia y la odontología. Soy increíblemente afortunado de que ambas pasiones se hayan unido. Esto me ha permitido crear la oficina que siempre soñé tener.

Mi esposa, la Dra. Ivette M. Martínez Gaona, es la mejor mitad de nuestro matrimonio y de nuestra oficina, Dres. Durán & Martínez. A pesar de que ha dejado de practicar para cuidar de nuestros cinco maravillosos hijos, sigue ayudando a administrar la oficina. Confieso que no podría hacer lo que hago sin su apoyo y amor.

De hecho, no estaría aquí hoy sin el amor de mi propia familia y el de la familia con la que crecí. Ese amor y apoyo reafirma todo en lo que creo cuando se trata de ayudar a la gente a lograr la sonrisa que merece.

Crecí en Carolina, Puerto Rico, el segundo de cuatro hijos de nuestros increíbles padres, Tito y Margarita Durán. Mi padre trabajó toda su vida con una compañía que fabricaba puertas y ventanas. Mi madre trabajó en la junta de planificación del gobierno de la isla. Mis hermanos y yo disfrutamos de una infancia feliz en una familia amorosa que valoraba el trabajo duro, la fe, la honestidad y la integridad. Mi padre era un hombre trabajador. Creía en buscar solución a los problemas y en hacer las cosas bien. Solía decir: "si no haces las cosas bien la primera vez", enfatizaba, "tendrás que encontrar el tiempo para repetirlas". Mi madre nos enseñó la compasión, el amor, el optimismo, y la importancia del crecimiento espiritual, la planificación, la organización y el fijarnos metas.

Hoy día me ejercito con frecuencia y trato de mantenerme en buena condición física, pero cuando era joven, era un niño gordito y nunca me destaqué en el atletismo o deportes. A temprana edad, gracias a mis padres, entré a formar parte de los *Boy Scouts*, y me enorgullece señalar que alcancé el rango más alto de los "scouts": *Eagle Scout*. Participé en esta organización desde los ocho hasta los dieciocho años, donde aprendí sobre trabajo en equipo, ciudadanía, planificación, liderazgo y valores. Ser un "scout" era perfecto para mí, y contribuyó sustancialmente a dar forma a la persona que soy hoy. Junto con mis padres, ser "scout" me ayudó a desarrollar buenos hábitos de estudio y trabajo, y me dio el impulso a esforzarme al máximo para ser lo mejor que pudiese ser y hacer las cosas bien.

En la escuela, disfrutaba de las ciencias y las matemáticas. En casa nunca me quedaba quieto y me encantaba inventar proyectos y ayudar. Intentaba desarmar y armar todo lo que cayera en mis manos. Me interesaba especialmente construir modelos de aviones de plástico, y llegué a pensar en un momento dado que llegaría a ser piloto.

Más tarde, cuando era adolescente, me incliné más por la ingeniería y el construir cosas. Entonces aconteció el evento que me llevó a mi verdadero camino.

El Nacimiento de un dentista

Mi madre tenía muchos problemas dentales y hacía visitas frecuentes a su dentista. Un día, le dio un terrible dolor de muelas. Pudo conseguir una cita de emergencia en una oficina dental, recientemente abierta cerca de nuestra casa. El dentista la vio de inmediato y resolvió su problema de manera muy eficiente. Ese dentista se llama Dr. Augusto Elías-Boneta. Era joven, con excelente formación y conocimientos, amable y gentil. Su oficina era agradable y estaba bien organizada. En ese momento, en 1975, yo era estudiante de segundo año en la escuela superior y tenía quince años. Estaba impresionado.

Toda nuestra familia dejó a nuestro anterior dentista para hacernos pacientes del Dr. Elías. Inmediatamente vi su habilidad para ayudar y transformar a la gente mediante la mejoría de su salud y apariencia, lo cual me fascinó. Poco después, ese mismo año, llegó mi turno de verlo para un chequeo de rutina. Curiosamente, la primera vez que me encontré con él cara a cara, dijo: "Monchi (mi apodo desde que era pequeño), tu mamá me ha dicho que eres un buen estudiante. ¿Qué quieres hacer? ¿En qué carrera estás interesado?".

Dije: "Probablemente ingeniería, pero aún no estoy seguro. Me encantan las matemáticas y las ciencias, y me atrae el diseñar y construir... ".

Pero antes de que yo terminara de hablar (como si lo hubiera planeado) me dijo: "Podrías ser un buen dentista. ¿Has pensado en eso?". Mi respuesta fue un sencillo "no". No había nadie en mi familia que estuviese relacionado a las profesiones en el campo de la salud. Nunca había estado expuesto o había tenido la oportunidad de observar de cerca el mundo de la medicina o la odontología. Él dijo: "¿Por qué no vienes conmigo y visitas la Escuela de Odontología? Soy profesor allá. Podrías ver un poco más de qué trata esta profesión". Acepté su invitación de inmediato, y ese evento impartió una nueva dirección a mi futuro. Unos días después, estaba considerando seriamente la odontología como la carrera que quería seguir.

Me emociono cada vez que cuento esta historia. El Dr. Elías es un gran ser humano y mi primer mentor de verdad. Siempre le estaré agradecido. El Dr. Elías-Boneta se retiró de la práctica privada hace más de veinticinco años debido a complicaciones de salud. Sin embargo, ahora en sus setentas, es una persona saludable, amable y muy gentil, como lo era cuando mi madre lo conoció, y se dedica a tiempo completo a la investigación en la Escuela de Medicina Dental de la Universidad de Puerto Rico. Incluso grabó un hermoso video para nuestra oficina, el cual puedes ver en nuestra página web (www.drramonduran.com).

Trabajé muy duro durante el resto de la escuela superior y la universidad e intenté obtener las mejores calificaciones para solicitar entrada a la Escuela de Medicina Dental de la Universidad de Puerto Rico. Me emocioné mucho cuando me aceptaron después de completar mi segundo año de universidad. Disfruté cada día de los cuatro años de formación, y me gradué *Magna Cum Laude* en 1984, obteniendo múltiples premios, incluidos el de récord académico más alto y el de mejor estudiante clínico de mi clase graduanda. Desarrollé una especial pasión por el área reconstructiva creando coronas y puentes.

Mi alma de ingeniero se tranquilizaba mientras diseñaba y construía estas restauraciones que brindarían a los pacientes la capacidad de sonreír y vivir más cómodamente.

Después de graduarme de la Escuela de Medicina Dental, completé un programa de residencia de práctica general en el Hospital Yale New Haven, afiliado a la Universidad de Yale, en Connecticut. Fue una gran experiencia de aprendizaje. Aumenté mis conocimientos en el campo y, al mismo tiempo, aprendí sobre las afecciones médicas relacionadas directamente con la salud y los tratamientos orales. El Dr. Robert Fazio (1949-2018) era un periodoncista que formaba parte de la facultad del programa y que se convirtió en un gran amigo y mi segundo mentor. Él me enseñó cómo delinear un plan de tratamiento para pacientes que padecían de condiciones médicas o de salud y las implicaciones que estas tenían en su salud oral y cuidado dental, un puente entre la odontología y la medicina.

Cuando terminé mi programa en New Haven, Connecticut, regresé a Puerto Rico. Fui contratado por el Dr. Luis Blanco-Dalmau para trabajar como asociado en su práctica. Era un dentista restaurador de primera y un excelente maestro. En ese momento, él era el director del Departamento de Ciencias Restaurativas de la Escuela de Medicina Dental de la Universidad de Puerto Rico. Gracias a su estímulo, me convertí en miembro de la facultad de mi *alma máter*. Aunque me encantaba el área reconstructiva de la odontología, me inclinaba más en aquel momento a convertirme en periodoncista debido a la influencia del Dr. Fazio, y al interés que yo había desarrollado en el componente de salud dentro de la odontología. Pero sucedió algo interesante. Asistí a un curso de dos días sobre odontología restaurativa y estética en febrero de 1986. El curso fue impartido por el Dr. Ronald Goldstein, uno de los padres de la odontología estética, quien había publicado recientemente la primera edición de su libro "*Change Your Smile*".

Este libro, dirigido al público general, se ha convertido en uno de los más vendidos en odontología. El mismo orienta a los pacientes para ayudarlos a tomar decisiones sobre cómo mejorar su sonrisa y su apariencia facial en general.

El Dr. Goldstein me motivó enormemente y se convirtió en la tercera persona que me ayudó a encontrar mi camino. De repente, vi claramente cuál era la trayectoria que deseaba seguir. Quería ayudar a los demás a estar saludables y crear su mejor sonrisa, una sonrisa para toda la vida. Esto se convirtió en mi misión, mi promesa y el lema de mi práctica.

A partir de entonces, asistí a múltiples seminarios y conferencias para aprender de los expertos en este campo relativamente nuevo de la odontología, llamado Odontología Cosmética o Estética. Fue un largo trayecto. En ese momento, no había un camino claro. La odontología cosmética/estética se había desarrollado realmente a mediados de la década de 1980, y nadie había hablado mucho sobre ella antes de esa fecha.

Viajé a muchos lugares tratando de convertirme en el mejor dentista posible en restaurar sonrisas y crear una apariencia estética natural. Desarrollé mis habilidades y conocimientos clínicos, con el objetivo de traer los tratamientos más avanzados a Puerto Rico. A medida que aumentaban mis habilidades y conocimientos, siempre tenía el deseo de compartirlos con los estudiantes de odontología y la facultad de nuestra Escuela de Medicina Dental; de la que fui miembro durante veinte años. Con la intención de ayudar a otros a mejorar y aprender de mis experiencias, comencé a dar charlas y seminarios. Desde entonces, he presentado múltiples conferencias sobre diferentes temas en las áreas de odontología estética, restaurativa e implantes a dentistas en Puerto Rico, así como a nivel nacional e internacional.

La filosofía detrás de nuestra práctica

Comencé a ejercer en la Avenida Domenech, San Juan, en 1986, mientras compartía una oficina con el Dr. Enrique Rivera Torres. Estaba encantado, y estaba tan enamorado de la odontología, ¡que me casé con una dentista! Juntos, comenzamos nuestra práctica en 1988, a tan solo un par de edificios de donde había empezado en esa avenida. Desde el comienzo, pusimos todo nuestro empeño y corazón en nuestra práctica y desde entonces, cada día nos esforzamos al máximo para ofrecer lo mejor a cada paciente. No lo haríamos de otro modo. Estamos comprometidos a brindar la mejor atención y servicio posible en una oficina centrada en el paciente, y a ayudarle a obtener y mantener una dentadura atractiva y saludable.

A lo largo de mis años en el oficio, he visto a muchos pacientes con dentaduras que se están deteriorando, lo que hace que pierdan sus dientes y vivan con una salud oral poco deseable. Esto me lleva a una pregunta importante: ¿es posible mantener una dentadura saludable y atractiva para toda la vida? A excepción de algunas situaciones muy singulares, la respuesta es sí, un sí rotundo para la inmensa mayoría de las personas.

Nuestra misión es ayudar a la gente a lograr este objetivo mediante la educación y convirtiéndonos en defensores de su salud y bienestar. Queremos proporcionar a todos opciones para obtener su mejor sonrisa y preservarla para toda la vida. Mi deseo es que este libro sirva de guía fácil para ayudar a la gente a lograr este objetivo.

He utilizado el lema "Tu mejor sonrisa... para toda la vida" durante muchos años. Está en nuestra página web y en algunos de nuestros folletos en la oficina. Pero quiero dejar claro que estoy interesado en mucho más que solo una sonrisa, estoy interesado en el bienestar del paciente en su totalidad. Hay muchas razones para tener una sonrisa atractiva, pero muchas más para tener una dentadura saludable. Estoy interesado en la salud y el bienestar en general, que van atados a una dentadura saludable. Y es a través de una educación adecuada, apoyo y cuidado preventivo que ayudamos a nuestros pacientes a tener una sonrisa atractiva que durará por muchos años. Ya sea a través de un simple proceso de blanqueamiento, una reconstrucción total con implantes o una transformación completa de sonrisa mediante carillas de porcelana, nuestro deseo es ayudar a nuestros pacientes a obtener la sonrisa que han soñado. Y aún más importante, es el darles la capacidad de masticar correctamente y mantener una dentadura saludable para toda la vida.

La parte más gratificante de la odontología cosmética y reconstructiva es que cuando trabajas para mejorar la sonrisa de una persona, tienes la capacidad de trasformar positivamente su vida. Cuando alguien toma un espejo, se mira en él y sonríe de nuevo, quizás por primera vez en años, y en ocasiones con lágrimas en los ojos, eso no tiene precio. Es un regalo que recibimos constantemente. Tenemos un poder enorme e importante en nuestras manos, la capacidad de cambiar la vida de alguien. Esto es algo que nos llena de alegría cada día. Cuando cambias la sonrisa de alguien, se recupera la confianza en sí mismo. Muchos de nuestros pacientes nos dicen que se comprometieron, se casaron, conocieron a alguien o consiguieron un nuevo trabajo gracias a su nueva sonrisa. ¡Qué gran satisfacción!

El Poder de una Filantropía

Una de las bases de nuestra práctica es la responsabilidad financiera. Parte importante de ésta es comprometernos a vivir con menos de lo que hemos ganado y dar una parte de lo obtenido a la comunidad. Estamos comprometidos a donar el 10 por ciento de nuestras ganancias netas a causas valiosas y organizaciones sin fines de lucro que elegimos anualmente.

También creemos que podemos tener un impacto significativo en nuestra comunidad al ofrecer servicios dentales gratuitos. Brindamos tratamiento libre de costos a pacientes que seleccionamos periódicamente, que no pueden pagar lo que necesitan. Todo nuestro equipo en la oficina está involucrado en el proceso.

Retribuir a nuestra comunidad es parte de nuestra cultura y es algo que estamos más que felices de promover. Nos recuerda lo afortunados que somos de hacer lo que hacemos, de trabajar con las personas con las que trabajamos y de poder dar nuestro tiempo, conocimientos y recursos a quienes más lo necesitan.

¿Por qué algunas personas tienen dientes que se deterioran, con una salud oral poco deseable? Hay un par de razones. En adición a la carencia de recursos, con mucha frecuencia, se da una falta de conocimiento, falta de motivación o falta de orientación adecuada por parte de su proveedor de cuidado dental. Veo casi todos los días a gente que viene a nuestra oficina por primera vez, que han estado visitando a su dentista por toda la vida, pero que carecen de un plan de acción. Están perdiendo los dientes y no están conscientes de ello.

Otra razón es que algunas personas realmente tienen miedo a ir al dentista porque han tenido experiencias negativas en el pasado. Las historias más dramáticas que tenemos son aquellos pacientes que al llegar por primera vez, agarran con fuerza los brazos de la silla dental, apenas pueden mirarte, y tiemblan y sudan desde el momento en que se sientan en la silla. Pero con tiempo y paciencia, y tratando a las personas de la forma en que uno desea que lo traten, poco a poco, comienzan a cambiar. Esto es algo que vemos con bastante frecuencia y nos gusta ayudarlos a pasar por esa transformación.

Recientemente trabajamos con una mujer joven que tuvo un momento muy difícil al comenzar en nuestra oficina. La ayudamos a superar sus miedos, y cuando terminamos su trabajo, estaba tan encantada que lloró lágrimas de felicidad. Este es el tipo de práctica que deseo continuar brindando. Queremos ser defensores de la salud y el bienestar de nuestros pacientes. Cuando puedes ayudar a alguien a superar ese miedo al dentista, que muchas veces fue causado por malas experiencias previas, y luego facilitarles una mejor salud, y una sonrisa atractiva y segura — ¡wow! ¡Esto para mí es un día en el cielo!

Esta es una de las partes más gratificantes de la odontología. Tenemos esta capacidad de devolver a los pacientes su confianza y lograr que vuelvan a estar en salud. Los siguientes capítulos de este libro hablan mucho de la evidencia disponible respecto al riesgo de otros problemas de salud como resultado de la falta de salud oral adecuada. Detrás de esto, no obstante, se encuentra nuestro compromiso con lo que llamamos odontología completa.

¿Qué es la "Odontología Completa"?

Unos dientes que no están saludables, no se verán bonitos. Esa es la realidad. No se verán tan atractivos y, a la larga, el paciente no estará satisfecho. Por esa razón, practicamos algo llamado odontología completa. Este programa de atención, impartido por una institución llamada Academia Dawson, enfatiza un enfoque integral e individualizado de los tratamientos dentales de un paciente, comenzando con la prevención y la intervención temprana. Contrariamente a lo que puedas pensar, esto no significa que vayamos a taladrar y empastarte todos los dientes.

Por el contrario, la odontología completa requiere un entendimiento detallado de cada parte estructural de tu sistema de masticación, incluidas las articulaciones de la mandíbula, los músculos faciales y temporales, y los dientes. A lo largo de tu vida, esto podría evitarte años de dolor, sufrimiento y grandes costos por el trabajo dental repetido.

El análisis de los factores estructurales y funcionales en el sistema de masticación es la base de cada nuevo examen del paciente. Este proceso nos permite diagnosticar y tratar adecuadamente no solo los problemas obvios, sino también aquellos que aún no han aparecido.

Como en la mayoría de las profesiones, en el campo de la odontlología existe una enorme variedad de niveles de habilidad. Los dentistas difieren en educación, formación y filosofía del cuidado del paciente. Fundada por el Dr. Peter Dawson (1930-2019), la Academia Dawson es una institución de educación dental avanzada donde los dentistas enseñan a otros dentistas, técnicas y procedimientos para mejorar sus habilidades. La odontología completa produce resultados más consistentes, predecibles y favorables para su salud oral.

El Dr. Dawson es uno de los odontólogos más respetados y honrados en la historia de la odontología. Con una pasión por enseñar a los dentistas a hacerlo "bien", desarrolló el concepto de odontología completa para proporcionar a los pacientes sonrisas saludables y atractivas que funcionen correctamente y les sirvan cómodamente por el resto de sus vidas. Con dos exitosos libros sobre el concepto de la odontología completa, el Dr. Dawson ha influido en decenas de miles de dentistas a lograr un mejor resultado para sus pacientes—y yo soy uno de ellos.

Como graduado de la Academia Dawson, pertenezco a un pequeño grupo de dentistas (alrededor del 10 por ciento de los dentistas de E.U.) que practican el concepto de la odontología completa. La Academia nos enseña a identificar los indicios de un problema antes de que aparezcan síntomas o daños, lo cual implica que puedes recibir tratamientos de una manera más conservadora y menos costosa.

Se trata de mucho más que solo buscar caries. Intentamos ser lo más completos y abarcadores que podemos en nuestro examen inicial. Sin lugar a dudas, la clave de cualquier tratamiento exitoso es tener el diagnóstico correcto e incluir todos los componentes para poder abordarlos en su totalidad y brindarles a los pacientes los mejores resultados posibles. Eso solo se puede lograr si uno es por naturaleza riguroso, exhaustivo e íntegro en sus procesos.

Esto es lo que me encanta hacer. Me atrae mucho el componente de salud, pero me interesa la parte reconstructiva aún más. Ese es el ingeniero que hay en mí, y me encanta poder reconstruir y ensamblar las estructuras de la boca para que funcione bien y se vean lo mejor posible. Esa transformación que se logra al final es algo que realmente disfruto cada día que vengo a trabajar.

A mi familia, en casa y en el trabajo

En mi oficina tengo una foto de mi familia que me encanta. Es grande, tres pies por dos pies, y cuando llevamos a nuestros pacientes nuevos en su recorrido inicial para que conozcan nuestras facilidades, todos ven esta imagen. Dado que algunas de estas personas podrían no llegar a conocerme durante su visita, mi personal siempre les dice: "Este es el Dr. Durán y la Dra. Martínez, junto a sus cinco hijos. Ellos comenzaron esta oficina en 1988, y es por eso que se llama Durán y Martínez".

Dedico este libro a mi encantadora esposa, mi mejor amiga, compañera, apoyo e inspiración. Y a nuestros cinco maravillosos hijos—Mónica, David, Patricia, Cristina y José Ramón—nuestra fuente de alegría, y nuestra gran bendición de Dios.

También estoy enormemente agradecido a los miembros de mi maravilloso equipo, algunos de los cuales han estado conmigo muchos, muchos años. Mi Coordinadora de Tratamientos principal, Sheilla, ha estado conmigo por más de treinta años. De mis asistentes dentales, Lesvia, ha estado conmigo unos veinticinco años. Lilliam y Arelis, han estado conmigo dieciocho y dieciséis años respectivamente. Soy muy afortunado de estar rodeado de un gran equipo, un grupo de personas altamente comprometidas y dedicadas, que se esfuerzan por brindar la mejor atención posible a nuestros pacientes. Con los años, también hemos ido creando una red de especialistas y profesionales en diferentes disciplinas que nos permiten ayudar a nuestros pacientes, incluso en los casos más difíciles. En adición, trabajamos con laboratorios dentales altamente especializados en California, Minnesota y Florida, que nos permiten ofrecer restauraciones con la última tecnología, la más alta calidad y de excelente aspecto natural. Todos ellos merecen tanto crédito, si no más, por el maravilloso trabajo que hacemos y la atención compasiva que brindamos a todos nuestros pacientes; les estoy extremadamente agradecido a todos ellos por su apoyo a través de los años.

Nuestra Misión

Creemos en ayudar a cada paciente que atendemos a alcanzar un mayor nivel de salud, autoestima y bienestar, brindándoles odontología de la más alta calidad y excelencia en el servicio. Queremos ofrecer a cada uno de ellos la posibilidad de mejorar su apariencia, función y comodidad, de acuerdo con sus necesidades, deseos, y valores. Nos esforzamos en ayudarlos a preservar un nivel óptimo de salud oral por el resto de sus vidas, con el deseo de superar sus expectativas en todo lo relacionado con su cuidado dental.

Nuestros pacientes son, por supuesto, nuestra más alta prioridad. Queremos asegurarnos de que todos los que salgan de nuestra oficina sientan que son tratados mejor aquí que en cualquier otro lugar, y que obtuvieron lo que deseaban. Tenemos una visión muy clara de que nuestro consultorio va a ser un lugar donde todo el que entre respirará un aire de paz, armonía y tranquilidad. Nuestro único deseo es brindarles a nuestros pacientes y sus familias un servicio sobresaliente y hacer que salgan siempre totalmente satisfechos.

Comencé este libro hablando de mis dos pasiones, la familia y la odontología. Fui bendecido con padres maravillosos que me enseñaron el valor de la vida familiar, de ayudarnos unos a otros, apoyarnos mutuamente, motivarnos y trabajar en equipo. Desde que era joven, sabía que iba a encontrar a alguien con quien casarme y formar una familia que continuara con esos valores.

Mi esposa dejó de ejercer en 2005 cuando nació nuestro cuarto hijo, y decidimos que se tomara un receso de la práctica por un tiempo. Luego, quedó embarazada de nuestro quinto hijo y bromeamos diciendo que ¡todavía está en ese receso! No obstante, ella sigue siendo mi mano derecha y mi apoyo, y ella y los niños son el centro de todo lo que hago. Tengo amigos que me preguntan: "¿Juegas al golf?". Les digo que no, que juego con mi familia, ¡juego con mis hijos! ¡Esa es la alegría de mi vida!

Mi otra pasión, la odontología, ha progresado mucho en el transcurso de mi carrera. Los constantes avances en materiales y técnicas nos permiten ofrecer a nuestros pacientes opciones nuevas e interesantes para restaurar su dentadura dándole una apariencia natural, que puede funcionar cómodamente y durar muchos años. Sigo aprendiendo sobre odontología todos los días y amo cada momento. Hasta la fecha, he acumulado más de tres mil quinientas horas de educación continua en los campos de la odontología estética y restaurativa, así como la odontología de implantes, ¡con muchas más horas por venir!

Hoy, estoy tan entusiasmado con la odontología como lo estaba cuando el Dr. Elías me inspiró para hacerme dentista—¡e incluso más! Gracias, Dr. Elías, Dr. Fazio, Dr. Goldstein, Dr. Blanco-Dalmau, Dr. Duquella, Dr. Dawson, Dr. Spear, Dr. Koise y todos aquellos que me han guiado y formado en el camino. Pero, sobre todo, gracias a Dios por todas sus bendiciones, y por darme el regalo de ser parte de una profesión tan maravillosa, donde podemos ayudar a otros a transformar sus vidas.

Este libro es el resultado de un trabajo colaborativo entre varios profesionales de la salud. Quiero agradecerles a todos por su entusiasmo y compromiso en hacer que este proyecto tan deseado sea posible.

Espero que encuentres este libro interesante e informativo, y que te motive a tomar las decisiones correctas y te comprometa a mantener una sonrisa saludable y atractiva— para toda la vida.

Capítulo Uno

LA FILOSOFÍA CENTRADA EN EL PACIENTE

Dime si esto te resulta familiar: abres la puerta de un consultorio médico o dental y lo primero que notas es el fuerte olor a desinfectante. Hay un montón de sillas viejas y desgastadas alineadas en las paredes, ninguna de las cuales se encuentra en una posición cómoda para ver la pantalla de televisión en la que no se muestra nada de valor. Hay varias revistas viejas y obsoletas esparcidas en las escasas mesitas laterales. En el extremo más alejado de la abrumada sala de espera hay una ventana de cristal corrediza, arañada y manchada de huellas dactilares. Detrás se encuentra un asistente que de alguna manera no te ve de pie frente a dicha ventana durante al menos dos o tres minutos después de que has llegado. No sabes qué hacer, aparentemente no se ha percatado de tu presencia, no sabes si sentarte, anotarte en alguna lista, o esperar a ver si alguien te atienda...

En algún momento, llegamos a aceptar este tipo de tratamiento como la norma; como si más que personas, fuéramos penitentes que vienen a suplicar un momento con el todopoderoso Doctor. Aunque habíamos programado una cita, estamos dispuestos a esperar durante horas, la mitad de nuestro día y en ocasiones más, para obtener lo que básicamente equivale a diez minutos de atención.

No es así como debe ser.

Cinco razones por las que a la gente no le gustan las visitas al médico

Del Huffington Post

1. El doctor no escucha
2. La larga espera
3. El doctor no se preocupa
4. El doctor gana demasiado dinero
5. Mi perro recibe más respeto

Gran parte de la insatisfacción con las visitas a los doctores resulta del entorno y de un enfoque por parte del doctor que no se centra en el paciente al brindarle tratamiento. La percepción que la mayoría tiene de un consultorio médico, en otras palabras, es esa ventana de cristal corrediza, el "clipboard" con múltiples formas y cuestionarios, y la larga espera hasta que lo llaman por detrás de la puerta y le conducen a una sala de tratamiento. Desde el momento en que los pacientes entran por la puerta de entrada, son atendidos como si de formas de papel se tratara, porque al final, es así como realmente son vistos.

El Modelo Centrado en el Paciente

Nuestra práctica dista totalmente de este enfoque anticuado y frustrante. En primer lugar, ni siquiera tenemos una ventana de cristal corrediza.

Palabras que describen un modelo centrado en el paciente

Cómodo

Relajado

Comprendido

Importante

Satisfecho

Escuchado

Atendido

Respetado

El sistema que hemos creado en nuestra oficina es el llamado Modelo Centrado en el Paciente. Toda la experiencia se basa en poner al paciente en primer lugar, con pasos predeterminados que incluyen rapidez cuando esta es necesaria, comunicación clara y un tratamiento que está muy por encima de la norma.

Crear una experiencia de cinco estrellas

Cuando entras a nuestra oficina, nuestro enfoque es llevarte a donde debes estar lo más rápido posible, agilizando el papeleo para que haya tiempo para la verdadera comodidad y relajación. Para lograr esto, capacitamos ampliamente a nuestro equipo sobre lo que tanto el paciente como el doctor requieren para que haya tan pocos contratiempos en el proceso como sea posible.

Esta atención al detalle y al proceso va más allá de lo evidente. Por ejemplo:

- **_Contestar el teléfono de inmediato._** Esto puede parecer obvio, pero intenta llamar a tu médico ahora mismo. Si eres como la mayoría, tu llamada probablemente fue recibida por un servicio automatizado de respuestas que te hizo elegir un número, y luego otro número, y posiblemente incluso un tercer número, solo para que puedas dejar un mensaje en un contestador automático. Este no es el caso en nuestra oficina. Nuestros teléfonos son respondidos rápidamente por una persona real para que podamos atender tus necesidades con prontitud.

- **_Horario flexible._** Nos esforzamos por mantener la flexibilidad en nuestro horario para que, en caso de que sea necesario, podamos verte rápidamente—si no el mismo día—a la hora más conveniente posible.

- **_Espacios limpios._** Cada espacio asociado con nuestra oficina, desde nuestra área de estacionamiento hasta los espacios de almacenamiento, se mantienen limpios y en buenas condiciones. El letrero de nuestra oficina es fácil de leer desde la calle, para que sepas que estás en el lugar correcto, y hay estacionamiento disponible justo en frente y al lado de la oficina, con un asistente de estacionamiento para ayudarte cuando llegues. Las áreas comunes y los baños son limpios y cómodos, y ligeramente perfumados para que no huelan a hospital, pero al mismo tiempo, sin ser excesivamente fragantes. No existen superficies desgastadas o sucias en los espacios de nuestra oficina. Nos aseguramos de mantener limpias *todas* las superficies de cristal, la pintura en buen estado, y el mobiliario limpio y en buenas condiciones.

- **Recepción.** Atrás quedaron los días en que detrás de una pequeña ventana corrediza de cristal se encontraba una persona de recepción poco receptiva. No solo hemos quitado la ventana, sino que la recepción también está abierta y despejada, con un asistente en recepción sonriente que te saluda en el momento en que llegas. No hay que esperar a que nadie cuelgue el teléfono y, si pudiste completar nuestros formularios con anticipación (que se pueden descargar o enviar por correo a tu dirección), por lo general tampoco hay un "clipboard".

- **Sala de espera.** La sala de espera no solo es limpia, cómoda y ordenada, sino que además se encuentra completamente libre de revistas viejas, gastadas y arrugadas. En cambio, hay una amplia variedad de material de lectura para todas las edades, conexión wi-fi gratuita y una pequeña nevera con agua embotellada fría junto con otras comodidades para el paciente.

- **Salas de tratamiento.** Comprendemos que el factor de miedo hacia las oficinas dentales es real y generalizado en nuestra sociedad. Por esa razón, cuando entras en una sala de tratamiento, no vas a encontrar mucho instrumental médico a la vista, ni un espacio recargado. En cambio, las áreas de tratamiento son espaciosas, con iluminación suave, decoraciones de buen gusto y muebles cómodos, para así crear una experiencia agradable y relajada.

- *Nuestra apariencia.* Esto puede no parecer de importancia obvia, pero tenemos varias reglas con respecto a la apariencia del personal y los doctores en nuestra oficina. Los uniformes deben entallar correctamente—ni demasiado apretados, ni demasiado flojos—y los dentistas deben usar ropa de vestir con una bata blanca y limpia. Todos, desde el personal de recepción hasta el doctor, deben estar bien arreglados, sin tatuajes expuestos y ni múltiples pantallas. Puede que no parezca mucho, pero una apariencia limpia y ordenada—desde los cuartos hasta el personal e incluso el doctor—les permite a nuestros pacientes saber que prestamos atención a los detalles, y que cada detalle recibe tratamiento profesional.

La percepción lo es todo

Una historia que he oído a menudo atribuida a Don Burr, fundador de la antigua People Express Airlines, señala de manera muy acertada la importancia de la atención a cada detalle.

Imagínate la última vez que tuviste que volar a alguna parte. Supón que esta vez la experiencia fue ideal—hiciste el check-in temprano por Internet, la fila de seguridad era mínima y tu puerta de embarque estaba convenientemente cerca de una cafetería con mesas limpias y disponibles. Cuando anunciaron tu vuelo, subiste a bordo sin problemas, encontraste espacio para tu equipaje justo encima de tu asiento, y pudiste sentarte sin pisar a otras dos personas o molestar a los otros pasajeros a tu alrededor.

Todo iba de maravilla hasta que te sentaste y desplegaste la bandeja, y ahí en su superficie había una mancha de comida enorme y reseca. En ese momento, de repente te convenciste de que el piloto era incompetente, las alas se sujetaban con cinta adhesiva y al motor solo le hacía falta un simple temblor para incendiarse.

La percepción lo es todo. Si no prestamos atención a los detalles, los profesionales de la salud podemos estar seguros de que los pacientes *sí* lo hacen.

Cada aspecto de tu visita, desde el momento en que llegas, debería sentirse como una experiencia de cinco estrellas.

Un buen número de encuestas de satisfacción del paciente sugieren que si bien a los pacientes les puede gustar su médico, están mayormente descontentos con el trato que recibieron de los miembros del equipo de apoyo. Esta es la razón por la cual nuestro enfoque supone un giro de 180 grados respecto a la experiencia típica en una oficina médica—invertimos una enorme cantidad de energía y esfuerzo para asegurarnos de que nuestro equipo esté siempre presente y sea consciente de las necesidades de nuestros clientes. Nuestro personal sabe—y está de acuerdo—que sus necesidades son secundarias a las necesidades de nuestros pacientes.

Desde el momento en que entras por la puerta, tu experiencia dicta tu relación con nosotros. Crear la mejor primera impresión requiere mucha energía y esfuerzo, pero si el resultado final es que nuestros pacientes se sienten más cómodos, menos temerosos y más respetados por nuestros doctores y personal, entonces todo ello vale la pena.

Categoría de Uno

¿Qué es una práctica dental de "categoría de uno"?

Es una práctica dental que valora el poder de ser positivamente diferente en lugar de lo que costaría ser como las demás. Es una que va más allá, y sin límites, por sus pacientes, creando un entorno que es difícil—si no imposible—que otros dupliquen.

Sin embargo, esta distinción no solo aplica a nuestra planta física. También se encuentra en la forma en que tratamos a nuestros pacientes y en los servicios que brindamos. Queremos darles a nuestros pacientes el tipo de resultados que no solo cumplen su propósito, sino que se destacan. Una empresa de "categoría de uno" es, en todo momento, un reflejo de la máxima calidad en todos los aspectos de su funcionamiento y este es el tipo de práctica que intentamos ejemplificar todos los días.

Capítulo dos

¿QUÉ TE ESTÁ COSTANDO UNA SONRISA POCO SALUDABLE?

En lo que se refiere a la especie humana, nuestros mayores miedos son bastante específicos: la extinción, por supuesto, así como el daño físico, la pérdida de autonomía, la separación y la muerte del ego.[1] Si tuvieras que ponerlos en orden, la extinción sería el más poderoso, seguido por los otros en este mismo orden, que termina en la muerte del ego, la cual puede también describirse como "vergüenza, humillación o cualquier otra forma de auto-desaprobación fuerte".

Entonces, ¿dónde se ubica aquí el "miedo a la odontología"? Depende de cómo se vea una visita al dentista. Lo más probable es que se ubique primero bajo el temor al daño físico—a que de alguna

---

1 Karl Albrecht, ÒThe (Only) 5 Fears We All Share,Ó Psychology today, last modified 22 march, 2012, https://www.psychologytoday.com/blog/brainsnacks/201203/the-only-5-fears-we-all-share

manera va a haber dolor durante nuestra visita. Este no es un miedo poco común. De hecho, alrededor del 75 por ciento de todos los ciudadanos de Estados Unidos, tienen cierto grado de miedo al dentista, de leve a severo, con entre el 5 y el 10 por ciento de la población que experimenta verdadera fobia dental, lo que significa que evitarán la visita a un dentista[2] a cualquier precio.

Pero, ¿cuál es ese "precio"? ¿Qué nos está costando el miedo cuando no vamos al dentista porque las encías sangran un poco cuando nos cepillamos o porque aquel diente está comenzando a doler más a menudo?

¿Cuáles son los costos de oportunidad del miedo?

Cuando miramos hacia atrás a las cosas que hemos hecho en la vida a las que inicialmente teníamos miedo, con frecuencia descubrimos que esos miedos simplemente se formaron en nuestra propia cabeza.

Tomemos la historia de Geoff, por ejemplo. A los cuarenta y un años solo podía visitar a un dentista bajo sedación intravenosa, y así había sido durante al menos veinticinco años. Para Geoff, esto limitó severamente los dentistas a los que podía ir, y significaba que solo los veía cuando algo andaba seriamente mal. En este caso particular, llegó de emergencia a una oficina de un cirujano maxilofacial con dolor de muelas y un examen mostró que por lo menos tres de ellas debían ser extraídas. Sin embargo, después de habérselas extraído bajo sedación, Geoff pudo someterse a una terapia que le permitió poco a poco poder ir a una oficina dental. Finalmente se le restauraron varios dientes

---

2   Peter Milgrom, Philip Weinstein, and Tracy Getz, *Treating Fearful Dental Patients: A Patient Management Handbook, 2nd Edition* (Seattle, WA: University of Washington, Cont, 1995)

y se le arreglaron varias caries con solo anestesia local; sin sedación intravenosa y totalmente consciente.[3]

Si Geoff hubiera sido capaz de lidiar con su miedo antes en la vida y simplemente hubiera visitado a su dentista con regularidad, es probable que nunca hubiera necesitado un trabajo tan extenso y costoso. Es decir, en pocas palabras, un montón de costos de oportunidad—haber elegido dejar que el miedo lo alejara del dentista, le costó perder veinticinco años de visitas dentales proactivas, dolor por falta de tratamiento, daños dentales mayores y probablemente el impacto a su autoestima durante un cuarto de siglo debido a una sonrisa deficiente.

Cuando piensas en tu propia vida, es probable que encuentres más de unos pocos momentos en los que hayas tenido que enfrentar tu miedo en lugar de alejarte de él—y probablemente te hayas dado cuenta de que hiciste que pareciera mucho mayor en tu mente de lo que era en realidad.

¿Qué dice de ti una pobre dentadura?

Tu sonrisa cuenta la historia de tu vida más rápido que cualquier otro medio conocido por la humanidad. Las primeras impresiones se hacen en milésimas de segundo, y aunque las investigaciones aún intentan identificar todos los detalles sobre cómo podemos evaluar a las personas tan rápidamente, sí sabemos que los rasgos faciales comunes juegan un papel increíble en la percepción inicial—y duradera—que otras personas tienen de ti.

"Una primera mirada al rostro de una persona a menudo deja una impresión extremadamente duradera", escribe la psicóloga

---

3   K.I. Wilson and J.G. Davies, ÒA joint approach to treating dental phobics between community dental services and specialist psychotherapy services – a single case report,Ó *British Dental Journal* 190, no. 8 (April 2001): 431–2, https://doi.org/10.1038/sj.bdj.4800993a

Vivian Diller en un artículo de julio de 2012 para *Psychology Today*. "Después de una interacción inicial con alguien, los rasgos faciales se recuerdan con más frecuencia que su cuerpo o incluso que sus rasgos de personalidad".

Diller continúa señalando varias conclusiones que la gente hace en base a su primera impresión de nuestros ojos, nariz, piel y cabello, así como de nuestra sonrisa y dientes, todos los cuales son vistos y evaluados en menos de un segundo.

"La sonrisa de una persona es la característica que provoca la reacción más inmediata y positiva de los demás", afirma Diller. "Las personas que tienen una sonrisa atractiva, espontánea y natural, envían un mensaje de invitación a los demás. Dice "ven y acércate a mí, háblame". Un rostro que no sonríe, sin embargo, puede decir: "No estoy interesado". Un ceño fruncido dice: "vete, aléjate'".

Tu sonrisa y tus dientes también dejan una fuerte impresión. "Si bien es posible que no todos tengamos dientes perfectamente alineados y de un blanco resplandeciente, tener una buena higiene oral repercute en el impacto positivo que trae una gran sonrisa", escribe Diller. "Los dientes severamente torcidos o amarillentos pueden implicar que eres fumador o bebedor compulsivo, o que eres una persona descuidada. Los dientes con manchas pueden reflejar ciertas enfermedades, mala nutrición o un trastorno alimentario. Los dientes frescos y brillantes generalmente sugieren que eres alguien con un estilo de vida saludable y buenos hábitos de aseo".

Fotogénico o no, unos buenos dientes importan

Tener una bonita dentadura es un tema de moda en el sitio web para actores Backstage.com. En un artículo titulado "Nada más que los dientes", los actores cuentan cómo las mejoras en sus sonrisas trajeron diferencias significativas en sus carreras.

"Antes de que me blanqueara los dientes, ellos (los directores de casting), hacían comentarios sugiriendo que no iba a salir en televisión", dijo la actriz Sonora Chase. "Eso ha cambiado".

La actriz Jessica Delfino también contó que un laminado de calidad marcó la diferencia en su carrera, llevándola de estar demasiado consciente de un diente delantero mal reparado a tener la confianza necesaria para enfrentarse a los "medios amantes de la perfección".

Según la Dra. Michelle Callahan, "Nos guste o no, a menudo somos juzgados por nuestra apariencia... tu sonrisa tiene mucho más impacto en lo que otros perciben de ti de lo que piensas".

En un estudio de percepción realizado por la empresa de investigaciones de mercadotecnia Kelton, se pidió a más de mil participantes que dieran su opinión honesta sobre las personas que veían en una variedad de imágenes. Lo que encontraron fue que aquellos con dientes derechos y atractivos parecían tener cualidades más deseables que aquellos con dientes torcidos, incluyendo el juicio rápido de que eran "felices" y "exitosos profesionalmente".

En comparación con las personas con dientes torcidos, el estudio de percepción también señaló que los estadounidenses perciben a los que tienen dientes derechos como personas:

- con un 45 por ciento más de probabilidades de conseguir un trabajo
- 58 por ciento más exitosas
- con un 57 por ciento más de probabilidades de conseguir una cita romántica
- con un 47 por ciento más de probabilidades de ser vistas como saludables

Además, cerca de tres de cada cinco estadounidenses preferirían tener una sonrisa agradable que la piel clara, y el 87 por ciento renunciaría a algo por un año si eso significara tener una sonrisa agradable por el resto de su vida.

Entonces, ¿qué dice tu sonrisa de ti? Igual de importante, ¿cómo está afectando la historia de tu vida eso que tu sonrisa dice de ti?

"Las investigaciones muestran claramente que tener dientes cariados, deteriorados o ausentes tiene un fuerte impacto negativo en la autoestima", señala el psicólogo Daniel W. McNeil, PhD. "También tiene impacto significativo en las posibilidades de conseguir un empleo".[4]

Mala dentadura, no hay trabajo

Cuando la Asociación Dental Americana echó un vistazo a la salud oral y el bienestar en los Estados Unidos en 2015, reveló algunas estadísticas alarmantes. Los adultos jóvenes coincidían casi a la par con los adultos de bajos ingresos en la opinión de que "el aspecto de mi boca y

---

4   Rebecca A. Clay, ÒDrilling down on dental fears,Ó *Monitor on Psychology* 47, no. 3 (March 2016): 60, http://www.apa.org/monitor/2016/03/dental-fears.aspx

dientes afecta mi capacidad para entrevistarme para un trabajo", y uno de cada cuatro adultos evita sonreír debido a la condición de su boca y dientes. A juzgar por lo que acabamos de aprender de la psicóloga Vivian Diller, esto significa que una cuarta parte de los adultos están dañando involuntariamente la primera impresión que dan a los demás solo porque sonreír les causa demasiada vergüenza.

Como ejemplo ilustrativo, veamos la historia de "Shelly" según lo relata Deseret News en Salt Lake City, Utah.

En 2012, una oficina de asesoramiento en Salt Lake City estaba buscando un empleado de recepción y, aunque recibían muchos solicitantes, ninguno cumplía con todos los requisitos específicos. Entonces, llegó Shelly a la oficina como trabajadora temporal. Mujer de treinta y cinco años y con tres hijos, era, según consta, "agradable trabajar con ella, competente y amable con los clientes". De hecho, otro empleado de recepción instó a la gerencia a contratar a Shelly de manera permanente. Sin embargo, cuando terminó su posición temporal, la compañía decidió no continuar con ella.

Cuando se les preguntó por qué Shelly no había sido contratada, aparentemente se les dijo a los empleados que era porque "tenía los dientes de conejo y apiñados."

"El gerente de la oficina dijo que esa no era la imagen que queremos proyectar en nuestra oficina", dijo uno de los empleados de recepción.[5]

---

5   Mercedes White, "No teeth means no job," Deseret News, last modified December 27, 2012, https://www.deseretnews.com/article/865569512/No-tee-th-means-no-job-How-poor-oral-health-impacts-job prospects.html

La imagen es la nueva comunicación

La comunicación se está volviendo cada vez más centrada en las imágenes, y las redes sociales lo reflejan a través de un aumento masivo de los mensajes de video. En 2017, más del 70 por ciento de la Generación Z (aquellos nacidos después de 1995) pasaban más de tres horas al día viendo videos en línea, y sus plataformas sociales de elección, como *SnapChat* e *Instagram*, se basan casi exclusivamente en las imágenes y los videos.[6]

Si bien la mayoría de los patronos no expresan tan claramente sus motivos para contratar o no contratar a ciertas personas, puedes estar seguro de que una buena sonrisa jugará un papel importante en la impresión inicial y subsiguiente que tenga la gente de ti. Esto es algo de lo que estaba muy consciente una mujer en California mientras pasó la noche sentada a la puerta de una clínica dental estatal.

A los cincuenta y tres años, Patty sabía que necesitaba procedimientos dentales si quería conseguir un trabajo. Mientras esperaba fuera de la clínica, le contó a un periodista de la NBC sobre sus cinco dientes rotos, tres caries y abscesos en las encías, y cómo el dolor era solo parte de la razón por la que estaba allí: sabía que la condición de sus dientes era parte importante del proceso de reclutamiento.

---

6   Nelson Granados, "Gen Z Media Consumption: It's A Lifestyle, Not Just Entertainment," Media & Entertainment, Forbes, last modified June 20, 2017, https://www.forbes.com/sites/nelsongranados/2017/06/20/ gen-z-media- consumption-its-a-lifestyle-not-just-entertainment/

"Realmente no sonrío mucho", le dijo al reportero. "Sé que cuando tienes un trabajo, quieres tener una actitud agradable y debes sonreír y ser amable".

El informe continúa citando a la Dra. Susan Hyde, dentista e investigadora de la población de la Universidad de California en San Francisco, "si quieres retratar a alguien como malvado, le faltan dientes delanteros. Si son tontos o ignorantes, tienen dientes de conejo. Incluso desde una edad muy temprana, asociamos la salud oral que uno presenta con todo tipo de prejuicios que reflejan algunos de los prejuicios sociales que tenemos". La Dra. Lindsey Robinson, dentista y presidenta entonces de la Asociación Dental de California, agregó: "Los trabajos de servicio al cliente, los trabajos con un buen salario de entrada... no están disponibles para aquellos que han perdido la capacidad básica de sonreír, funcionar, y masticar correctamente".[7]

Pero la cadena de consecuencias derivadas de una mala dentadura no se detiene aquí. La mala salud oral también puede afectar tu salud general, aparte de dificultar poder ir a trabajar cuando tienes un dolor dental y no te sientes bien, puede afectar tu bienestar a largo plazo e incluso causar la muerte.

Un ataque al corazón... y diabetes, derrame cerebral y enfermedad cardiovascular... esperando que suceda

En 2007, un niño de doce años en Washington, DC murió de un dolor de muelas. Fue una combinación de circunstancias desafortunadas lo que condujo al trágico evento. Básicamente, lo que podría haber sido

7   Jonel Aleccia, "Bad teeth, broken dreams: Lack of dental care keeps many out of jobs," NBC News, last modified June 12, 2013, https://www.nbcnews.com/ feature/in-plain-sight/ bad-teeth-broken-dreams-lack-dental-care-keeps- many-out-v18906511

una extracción de rutina de 80 dólares terminó costándole la vida. Su familia pagó cerca de 250,000 dólares en atención médica, incluyendo cirugía cerebral en un intento de salvar al niño de la infección que se había extendido de un absceso dental a su cerebro.[8]

Se trata de un caso extremo, pero el hecho es que las bacterias, cuando no hay una buena higiene oral, se acumulan y multiplican rápidamente en la boca al alimentarse de las partículas de comida que rodean los dientes. Estas, tienen acceso instantáneo a la corriente sanguínea a través de las encías inflamadas ocasionadas por la enfermedad periodontal. Estas bacterias tampoco pasan por un proceso de filtración, como lo harían si entraran al cuerpo a través de los pulmones, el estómago, las orejas o la nariz. Explicado de otra forma, la inflamación causada por las bacterias y sus productos, va separando la encías de los dientes creando espacios (llamados "bolsillos"). Este proceso, si continúa progresando sin recibir tratamiento, puede compararse a una herida abierta no vendada en el cuerpo. Esas bacterias pueden introducirse directamente y comenzar a causar estragos, razón por la cual los investigadores han ido descubriendo que hay más enfermedades que las obvias asociadas con una mala salud dental.

Los siguientes vínculos entre la mala salud dental y la enfermedad se describen en profundidad en el informe del Instituto Nacional de la Salud ("NIH", por sus siglas en inglés) "Oral Health in America: A Report of the Surgeon General": https://www.nidcr.nih.gov/DataStatistics/Surgeon-General/sgr/home.htm

- **EPOC.** La EPOC, o enfermedad pulmonar obstructiva crónica, es causada por bronquitis crónica, enfisema o infección respiratoria recurrente. Se ha asociado con la

---

8   Mary Otto, "For Want of a Dentist," Washington Post, last modified February 28, 2007, http://www.washingtonpost.com/wp-dyn/content/article/2007/02/27/AR2007022702116.html

enfermedad periodontal debido a bacterias que pueden causar neumonía que viven en la boca y consiguen llegar hasta las vías respiratorias.

- **Diabetes.** La periodontitis se ha relacionado con la diabetes—de ambos tipos 1 y 2—tan a menudo que ahora se le conoce como una de las principales complicaciones de la diabetes. Los informes han sugerido que también es una calle de doble dirección para estas enfermedades— que los diabéticos tienen más probabilidades de contraer enfermedad periodontal, y que la enfermedad periodontal puede tener un impacto negativo en el control glucémico.

- **Enfermedad cardíaca y derrame cerebral.** Continúa aumentando la evidencia de la relación entre los agentes infecciosos y las enfermedades sistémicas. Se han identificado ciertas bacterias que se desarrollan en las infecciones dentales como potencialmente relacionadas con la enfermedad cardíaca. Por ejemplo, como dijimos anteriormente, las bacterias o los viruses que se encuentran en la boca pueden ingresar directamente al torrente sanguíneo, donde pueden causar inflamación, coágulos de sangre y estrechamiento de las arterias.

- **Parto prematuro y bajo peso al nacer.** La infección bacteriana de la boca puede contribuir a resultados adversos en el embarazo, ya que las bacterias dañinas y otras toxinas creadas por la infección pueden ingresar en la sangre, atravesar la placenta y hacer daño al feto. Además, la reacción del sistema inmune de la madre a la infección podría interferir directa o indirectamente con el crecimiento del feto y/o el parto.

No se trata solo de dientes—se trata del resto de tu vida

Este libro no trata de promover la odontología. Trata de ayudarte a descubrir los costos de oportunidad a largo plazo ocasionados por el miedo y a comprender la importancia de ser proactivo con la salud de tu sonrisa.

El primer paso es comprender la importancia de una boca sana, sobre lo que tendrás una idea mejor después de leer este libro. ¿El siguiente paso? Comprender que cuando no estás en buena salud, no estás viviendo a tu máximo potencial.

Capítulo tres

DESATANDO EL POTENCIAL HUMANO

Cristina todavía recuerda la conversación entre su dentista y sus padres cuando ella tenía catorce años. Su dentista primero les instó a que la llevaran a un ortodoncista. Hubo algo de terminología médica, pero una línea se le quedó tan clara que todavía puede escuchar a su dentista decirla hoy: "Si no hacen algo ahora, probablemente cuando sea mayor tendremos que cortar su mandíbula mediante cirugía".

Si no hubiera escuchado a su dentista decir eso, puede que hubiera protestado un poco más por los "braces" que su ortodoncista le había puesto, pero en lugar de eso lo tomó todo con calma e incluso cambió las gomas de sus "brackets" con colores de acuerdo con la temporada y festividades del año según progresaba el tratamiento. Un poco más de un año después, le quitaron los "braces" y todos en la oficina pronunciaron exclamaciones de admiración por su hermosa sonrisa.

Un poco más de dos décadas después, Cristina, de treinta y siete años, no podía recordar cuándo había dejado de usar su retenedor, aunque estaba segura de que había sido después de un año o dos de que le quitaran los "braces", y definitivamente antes de ir a la universidad. Como consecuencia, sus dientes se habían desplazado hasta el punto en que ella podía claramente notar la diferencia entre cómo se encontraban ahora en su boca relativo a como estaban al terminar la ortodoncia.

Uno de los problemas a los que se enfrenta la gente cuando se trata de mantener una sonrisa saludable y atractiva es la falta de claridad sobre el proceso de envejecimiento natural y su impacto en los dientes. La reincidencia ortodóntica es un problema que afecta a muchos pacientes que han llevado "braces", y que vemos en la oficina dental con bastante frecuencia. El problema es que las personas rara vez entienden la importancia de usar un retenedor y el hecho de que el tiempo y otras condiciones dentales pueden afectar el duro trabajo que hace tantos años pusieron tus doctores en lograr esa sonrisa con dientes perfectamente alineados.

Después de usar "braces", los dientes necesitan al menos un año para estabilizarse y adaptarse a su nueva posición en la maxila y mandíbula. Aquí es cuando es más importante utilizar retenedor—para evitar que los dientes vuelvan a sus posiciones anteriores y permitirles tiempo para consolidarse en sus nuevos lugares en el hueso. Si no se usa retenedor durante este tiempo, o se usa con poca frecuencia, los dientes pueden desplazarse y si el paciente no visita a su dentista, es posible que no note ese cambio durante un tiempo.

Incluso si se usa retenedor durante al menos un año, después de que el paciente deja de usarlo, los dientes una vez más son víctimas de influencias externas e internas. El bruxismo (cuando el paciente aprieta y raspa los dientes inconscientemente), por ejemplo, puede ejercer presión en los dientes y causar movimientos. Así también, la pérdida de un diente puede hacer que los restantes se desvíen hacia el lugar vacío. Las influencias internas podrían ser de origen genético y podrían dictar que los dientes se desplacen. De igual manera la enfermedad de las encías puede debilitar el soporte de los dientes y causar movimientos.

Luego simplemente está el factor de la edad. A medida que envejecemos, las presiones en los dientes pueden hacer que se desplacen, por lo que incluso si Cristina hubiese usado retenedor durante unos años después de los "braces", veinte años es bastante tiempo para que los dientes reaccionen a cualquier influencia, interna o externa.

Al descuidar sus dientes, Cristina descuidó el potencial que podían haberle proporcionado unos dientes derechos y bonitos. Además de darle una apariencia más saludable en general, los dientes bien alineados también crean en realidad una boca más sana—con dientes derechos, hay menos lugares donde puedan ocultarse restos de comida y bacterias, y se facilita el cepillado. Los dientes bien posicionados también facilitan la masticación, lo cual significa menos tensión en los músculos de la mandíbula e implica que se reduzcan las posibilidades de padecer de problemas de la articulación de la mandíbula en el futuro.

Es como el viejo dicho: "por falta de un clavo, se perdió un reino". Por no mantener una sonrisa saludable y ser proactivos al respecto, abrimos las puertas a numerosos problemas más adelante. En el caso de Cristina, los dientes se fueron moviendo a posiciones poco ideales en la boca, lo que dificultaba el cepillado, y esto a su vez ocasionaba una mayor acumulación de bacterias. Una mayor acumulación bacteriana puede causar inflamación de las encías. La inflamación conduce a la gingivitis, la gingivitis conduce a la enfermedad periodontal y la enfermedad periodontal conduce a ... bueno, leíste el último capítulo, ¿verdad? Potencialmente podría conducir a cualquier cosa, desde la enfermedad cardíaca hasta la muerte.

Todo por la falta de cuidado dental proactivo y preventivo.

Presiona el botón de "restart" de tu sonrisa

A diferencia de muchas cosas en la vida, tienes la opción de presionar el botón de "restart" de tu sonrisa. No importa si has fumado toda tu vida o si el consumo de drogas ha hecho que la mayoría de tus dientes se deterioren, lo que sea que hayas hecho, la tecnología y los avances en la ciencia dental hacen posible reconstruir prácticamente cualquier sonrisa.

Vivimos hoy en un mundo en el que se suben billones de fotos cada día. En 2014, por ejemplo, se estimó que cada dos minutos, se subía la misma cantidad de fotos a Internet que las que existían en el mundo ciento cincuenta años antes. Este es un mundo en el que ya no puedes esconder tu sonrisa.[9] La cámara está contigo constantemente y te des cuenta o no, está teniendo impacto en el curso de tu vida. La gente hace juicios rápidos basados en las imágenes que ven de ti y en sus primeros 0.1 segundos de interacción contigo. Estás siendo evaluado regularmente en situaciones y en circunstancias en las que no puedes hablar por ti mismo—tu imagen es la que habla por ti.

Estoy bien consciente de que esto probablemente suene bien superficial, pero independientemente de nuestros mejores esfuerzos, seguimos siendo una especie superficial. Nuestros instintos siguen

---

9   Rose Eveleth, "How Many Photographs of You Are Out There In The World?" The Atlantic, last modified November 2, 2015, https://www.theatlantic.com/ technology/archive/2015/11/ how-many-photographs-of-you-are-out-there-in- the-world/413389/

reaccionando de la misma manera que lo hacían hace millones de años—una sonrisa atractiva todavía desencadena la selección de una pareja. Todavía nos predispone a que nos guste más o confiemos más en alguien. Las sonrisas genuinas, también llamadas sonrisas de Duchenne—las que te hacen usar esos pequeños músculos alrededor de los ojos—también indican a los demás que te estás enfocando solo en ellos, lo que a su vez los motiva a cooperar contigo.[10]

Al mismo tiempo, el modo en que te sientes con tu sonrisa también influye en tu propia percepción de ti mismo. Tu autoconcepto está determinado, muchas veces, por la forma en que te miras en el espejo. ¿Te sonríes de oreja a oreja o frunces el ceño en un esfuerzo por ocultar tu sonrisa imperfecta? Esa percepción vive contigo y se refleja hacia afuera, te des cuenta o no, afectando no solo tu propia felicidad, sino también la felicidad que podrías estar generando en los demás.

No hay dudas de que una sonrisa brillante y atractiva puede traer felicidad en la vida de alguien; mucho más de lo que uno pensaría inicialmente. Cuando lo piensas, cuales son las cosas que podrías hacer en la vida que verdaderamente te traigan felicidad? Probablemente, la mayoría de esas cosas podrían estar asociadas a tu habilidad de sonreír.

¿Qué nos hace felices?

La investigación muestra que alrededor del 40 por ciento de nuestra propia felicidad está bajo nuestro control. Entonces, ¿qué puedes hacer para hacerte más feliz? ¿Cómo se relacionan esos comportamientos con tu sonrisa?

---

10   Gil Greengross, "Want to Increase Trust in Others? Just Smile," Psychology Today, last modified April 30, 2015, https://www.psychologytoday.com/blog/humor-sapiens/201504/want-increase-trust-in-others-just-smile-0

1. Relaciones fuertes con personas de confianza

2. Buenos ingresos/pago de facturas sin estrés

3. Tomarse el tiempo para pensar sobre las cosas buenas de la vida

4. Realizar actos voluntarios de bondad

5. Hacer ejercicio

6. Vivir la vida en lugar de comprar cosas

7. Vivir en el momento - meditación consciente

8. Tiempo con amigos

Desatando el Potencial Humano

Mucha gente me pregunta a qué me dedico profesionalmente, y cuando les digo que soy dentista, la reacción típica es: "Oh, arreglas dientes".

Si solo fuera así de simple.

Una de las razones principales por las que me interesé por la odontología fue porque me di cuenta del poder que una sonrisa vibrante y segura puede proporcionarle a alguien. Me di cuenta de que cuando una persona tiene una sonrisa de la que puede sentirse orgullosa, la muestra mucho más.

Descubrí que cuanto más sonreía la gente, más confianza tenía en sí misma y más fácil le resultaba hablar y comunicarse. Estas personas tenían una imagen de sí mismas más elevada y un mejor autoconcepto. Lo crean o no, descubrí que cuanto más sonreía una persona, más éxito experimentaba en su carrera y trayectoria profesional, y tenía relaciones más productivas.

Así que, cuando la gente se precipita directamente a decir "sacas dientes" en cuanto les digo que soy dentista, quisiera que pudiesen entender que no es tan simple, es mucho más que esto. A lo que nos dedicamos, yo y todos los demás en nuestra oficina es a desatar el potencial humano. Ayudamos a nuestros pacientes a recuperar su habilidad de sonreír y, al hacerlo, también los ayudamos a adquirir confianza, autoestima, y capacidad. Esto les permite estar más preparados para aprovechar las oportunidades que se les presentan en el mundo y alcanzar un mayor éxito para ellos, y sus familias en el proceso.

Estudio de caso: lo que nos dicen las sonrisas de anuario

En el transcurso de treinta años, los Drs. LeeAnne Harker y Dacher Keltner siguieron las vidas de cien mujeres después de graduarse de la universidad para determinar si una expresión emocional positiva en su foto de anuario estaba relacionada con los resultados de su vida.

Durante el estudio, Harker y Keltner, junto con su equipo de investigación, contactaron a las mujeres en el estudio a las edades de veintiún, veintisiete, cuarenta y tres, y cincuenta y dos años, haciéndoles varias preguntas sobre el matrimonio, la familia y el trabajo, entre otros temas. Lo que encontraron fue que "con el tiempo, las mujeres que expresaban más emociones positivas en sus fotografías de anuario se volvían más organizadas, enfocadas mentalmente y orientadas al logro, y eran menos susceptibles a experiencias repetidas y prolongadas de efecto negativo". Además, confirmaron las teorías de que "las diferencias individuales en la expresión emocional positiva estaban relacionadas con la estabilidad personal y el desarrollo en la edad adulta, las impresiones y reacciones de otras personas y la satisfacción y el bienestar matrimonial hasta treinta años después", añadiendo que "La gente se fotografía unos a otros con notable frecuencia y de forma casual, usualmente inconscientes de que cada foto puede capturar tanto sobre el futuro como sobre las emociones pasajeras del instante".[11]

Superar el miedo con la práctica

Ahora que comprendes el miedo, las consecuencias y la motivación de una boca saludable, permíteme compartir contigo cómo estamos trabajando para cambiar la experiencia dental para siempre. El primer paso y el más importante es la educación—saber el *porqué* de las visitas periódicas al dentista—pero el siguiente recae en mí y mi equipo, y consiste en hacer que esas visitas sean absolutamente lo mejor que puedan ser. Los doctores no pueden permitirse continuar con el modelo anticuado de hacer que los pacientes tengan que esperar por ellos. Hoy es todo lo contrario. Solo aquellos doctores que están dispuestos a poner a sus pacientes al frente y en el centro—para atender *sus* necesidades en lugar de a la inversa—son los que van a sobrevivir. Tenemos la intención de hacer más que sobrevivir—pretendemos hacer de tus necesidades nuestra prioridad número uno, y al hacerlo, convertirnos en *tu* dentista número uno.

---

11   LeeAnne Harker and Dacher Keltner, "Expressions of Positive Emotion in Women's College Yearbook Pictures and Their Relationship to Personality and Life Outcomes Across Adulthood," *Journal of Personality and Social Psychology* 80, no. 1 (January 2001): 112–124, https://doi.org/10.1037/0022-3514.80.1.112

Capítulo cuatro

EL MEJOR EQUIPO
DE LA CIUDAD

A lo largo de los años, he pasado mucho tiempo desarrollando habilidades clínicas, asistiendo a cursos de capacitación avanzada y haciendo todo lo que podía para ofrecer a mis pacientes el mejor y más actualizado tratamiento posible. Lo que me faltaba, sin embargo, era el entender que mi equipo es el reflejo más impactante de mi capacidad. Podría pasar por toda la formación del mundo, pero si mis pacientes son atendidos de forma pobre e ineficaz por un personal vago, descuidado o no entusiasta, ese conocimiento y experiencia nunca compensarían esa primera impresión negativa.

Hoy, entiendo que tenemos que mantenernos en el nivel más alto posible de habilidades clínicas, capacitación y tecnología, no solo para mantenernos al ritmo de la odontlogía moderna en rápida evolución, sino también para proporcionar a nuestros pacientes la más alta calidad de servicio.

El concepto de "el mejor equipo de la ciudad" es nuestra creencia de que no solo deberíamos contar con el personal más competente, sino también un equipo que esté presente en todas las situaciones y circunstancias; que haya sido entrenado para mantenerse enfocado en el paciente, y un equipo que nunca comprometerá su trabajo. Esto significa que todo, desde la forma en que se programan las citas cuando llamas hasta cómo eres recibido al entrar por la puerta, cómo se te acompaña a la sala de tratamiento e incluso cómo nos comunicamos contigo, debe ser de primera categoría y enfocado solo en ti.

No es un trabajo, es una carrera

Uno de nuestros objetivos principales es convertir cada rol en nuestra oficina en una carrera profesional. Esto significa reforzar el compromiso general de cada miembro del equipo con la práctica y el paciente, conectándolos con la misión de nuestra organización y alentándolos a aplicar nuestros valores fundamentales tanto a nivel personal como profesional.

Nuestros valores fundamentales

1. Honestidad e integridad
2. Respeto y dignidad
3. Nitidez e instalaciones impecables
4. Atención excepcional al cliente (centrada en el paciente)
5. Excelencia en odontología (de la más alta calidad)
6. El mejor personal, el mejor equipo

Demostrando los valores centrales mediante el ejemplo, esperamos que nuestro personal tenga un impacto positivo simplemente a través de los comportamientos que exhibe, en particular cuando interactúa con pacientes y entre ellos.

En otras áreas, nos esforzamos por lograr un impacto positivo brindando a nuestro personal la mejor capacitación, adiestrándolos en el entendimiento de que esperamos de ellos el más alto nivel de compromiso y expectativa. Como paciente, queremos que comprendas que tomamos todos estos pasos para mejorar dramáticamente tu experiencia. Nuestro adiestramiento, tanto en habilidades clínicas como en educación continuada no es solo un esfuerzo "mínimo indispensable", sino que se lleva a cabo para mantenernos a la vanguardia y como los mejores en el campo.

Uno de estos esfuerzos se relaciona directamente con nuestro deseo de ser una oficina centrada en el paciente, lo que causa en nuestro personal—y particularmente en nuestras higienistas—el deseo no solo de tratar al paciente de la mejor forma, sino de ser su "Defensor de Salud Oral".

Considera los siguientes comentarios que recibimos de una higienista poco después de pasar por un adiestramiento en el tema "centrado en el paciente":

La verdad honesta: *una declaración de una higienista veterana*

El mayor problema que veo en otros higienistas de otras oficinas es que no están asumiendo su responsabilidad de ser "Defensores de la Salud Oral" de sus pacientes... y no solo higienistas. No estoy señalando a nadie—he estado en esos zapatos.

Solía decirle a un paciente lo que necesitaba saber sobre un procedimiento, y al menor indicio de oposición, yo me rendía. No sabía como manejar su irritación, su impaciencia, y sus preguntas sobre financiamiento. Me di cuenta que era mi culpa porque no sabía como comunicar cuan grande iba a ser el impacto de esa deción en su vida. En consecuencia, los pacientes no recibían el cuidado dental que merecían.

Como higienistas, si no damos un paso adelante por el paciente, entonces somos nosotros los que mantenemos vivo un problema que ha existido en la industria dental durante demasiado tiempo.

Todavía recuerdo el día en que me di cuenta de esto. Estaba de pie en el área de descanso, tomando café y quejándome de la sesión de adiestramiento que los demás miembros del equipo y yo teníamos que tomar ese día. Entramos en la sala de conferencia, todos nosotros todavía bastante escépticos. Entonces, la instructora comenzó a hablar, y la verdad de lo que dijo me impactó. La manera en que describió la importancia de abogar por nuestros pacientes cambió la forma de ver mi carrera para siempre. Desde ese día, supe que no podría seguir haciendo las cosas de la misma manera. Ya no era una "limpia dientes", sino una "Defensora de la Salud Oral". El propósito de mi vida es brindarles a mis pacientes una sonrisa saludable y una vida más saludable, y hacer que tantas personas como sea posible se unan a mí. ¡Te lo digo, estoy lista para comenzar una revolución!

Lo que hago no es simplemente un trabajo de ocho a cinco. No es solo un cheque de pago. Ser higienista es nuestra oportunidad de servir —y de salvar vidas. Durante mi entrenamiento, me di cuenta de que, como "Defensores de la Salud Oral", somos literalmente las únicas personas en la vida de nuestros pacientes que conocen su salud oral, por lo que no debemos temer decirles lo que tienen que hacer.

Nuestros pacientes confían en nosotros al 100 por ciento para que les digamos qué tratamiento es el mejor posible para ellos.

Como higienista, si sabes que un procedimiento beneficiará a tu paciente, pero no te esfuerzas al 100 por ciento en educarlos y motivarlos, le estás haciendo un grave daño a ese paciente. Ellos no saben lo que haces, pero quieren entender y no sabrán qué preguntar a menos que les des toda la información que puedas.

Es la honesta verdad. Si haces menos que esto, entonces no estás cumpliendo con tu deber como proveedor de servicios de salud. No es que tengas malas intenciones si no lo haces—¡ninguno de nosotros las tiene! Desde que me hice higienista, me he dado cuenta de que la gente en este campo son de las personas más cálidas y afectuosas que he conocido. Pero esta epidemia de apatía tiene que detenerse. Algunos higienistas están haciendo el servicio mínimo posible en lugar de entregarse de manera constante y desbordante a sus pacientes—siendo reactivos en lugar de proactivos con respecto a su tratamiento. Sé que podemos hacerlo mucho mejor.

Durante el entrenamiento, nuestro equipo aprendió a enfocarse en lo que cada paciente realmente necesita, e hicimos que nuestra misión sea darle la mejor solución. Ahora me siento capacitada para dar a mis pacientes una vida más saludable y asumir la responsabilidad de ese paciente como si fuera un miembro de mi propia familia.

Educación continuada

Además de la educación continuada estándar y requerida, nuestro personal tiende a participar de más de cien horas de capacitación por año. Varios de los adiestramientos son en temas directamente relacionados con la experiencia del cliente, como el que describió la higienista en la sección anterior enfocado a convertirles en "defensores de la salud oral".

Nuestro enfoque es tener un proceso consistente en todo, desde la recepción hasta los higienistas, los asistentes dentales y los doctores de la oficina. Son estos procesos los que nos permiten trabajar con los demás profesionales en nuestra oficina para que cada paciente reciba la misma calidad de atención constante.

Nuestra oficina es una zona "libre de juicios"

Es hora de hablar del elefante en la sala—la gente juzga. Nos juzgan por nuestra apariencia, por cómo vestimos, según nuestras opiniones, incluso por la forma en que nos cortamos el cabello. Puede que en otros establecimientos esto se pase por alto, pero en nuestra oficina tal actitud enjuiciadora se deja en la puerta de la entrada. Si alguno de nuestros empleados entra con una actitud enjuiciadora al hombro, entonces ese será el día en que pierda su trabajo.

No juzgamos a nadie que acuda a nosotros. No permitimos que las opiniones personales no verificadas de los miembros de nuestro equipo determinen el trato que recibas. No te tratamos de manera diferente según el tipo de seguro que tengas o si no tienes seguro—simplemente estamos interesados en comprender qué es lo que necesitas o quieres que te hagamos, asegurándonos de que te sientas cómodo y proporcionándote lo que necesites.

Como profesional de la salud, quiero que nuestros pacientes entiendan que este no es un compromiso usual, sino uno que creo es la clave de la relación que compartimos con nuestros pacientes y la razón por la que nuestra principal fuente de nuevos pacientes hoy día sea los referidos de los que ya tenemos.

Capítulo Cinco

CUSTODIOS DE TU SONRISA

Permíteme hacerte una pregunta—¿Alguna vez has estado manejando tu auto con las gomas desgatadas y de momento se te vacía una?

Si así es, ¿Qué hiciste? ¿Fuiste al mecánico y pediste un parcho, o compraste unas gomas nuevas?

Muchos de nosotros hemos optado por el parcho—incluso cuando las gomas están tan gastadas que son prácticamente inútiles y nos ponen en riesgo. Continuamos usándolas desgastadas porque nos decimos a nosotros mismos que no podemos costear gomas nuevas en ese momento. Cuando esto sucede, sin embargo, ¿qué terminamos haciendo? Eventualmente, tenemos que comprar gomas nuevas, pero gastamos más en ellas porque hemos tenido que pagar el parcho y cualquier otro daño que le haya ocurrido al automóvil al circular con gomas desgastadas hasta que compramos unas nuevas.

Con mucha frecuencia, nos hacemos más daño y terminamos pagando más cuando elegimos "poner parchos" en lugar de solucionar el problema de verdad.

Ocurre exactamente lo mismo con tu sonrisa. Tus dientes reciben la mayor parte de los embates de tu estilo de vida. Si disfrutas de las bebidas ácidas como el café, el vino o las bebidas energéticas, el esmalte se va desgastando todos los días. Si tu dieta tiene un alto contenido de azúcar, tus dientes reciben un bombardeo constante de bacterias que pueden producir caries. Esto incluso si te cepillas las dos veces al día recomendadas (lo que una abrumadora proporción, una de cada cuatro personas, *no* hace, incluyendo un tercio de los hombres).

El cuidado de la boca consiste en más que solo cepillarse—implica mucho más, y sin embargo, pocos de nosotros estamos en el lado preventivo del cuidado de la sonrisa. Por ejemplo, dime—¿te sangran las encías cuando te cepillas? ¿Alguna vez has notado una separación entre la encía y los dientes cuando pasas la lengua por la zona de los dientes cerca a la encía? ¿O hay depósitos en uno o dos dientes que no puedes eliminar con el cepillado?

Todas estas condiciones—gingivitis, retracción de las encías y acumulación de cálculo (sarro), respectivamente—son indicios de que debes acudir a tu dentista lo antes posible, y sin embargo, muchos de nosotros ignoramos este tipo de problemas hasta que empiezan a doler. Para entonces, es probable que las condiciones hayan progresado hasta el punto de que puedan ser requeridos tratamientos más complicados.

¡Qué cosa tan extraña! Podríamos ir al dentista cada seis meses, recibir una limpieza de dientes, usar hilo dental con regularidad y dejar que el dentista se encargue de las caries cuando son pequeñas, a medida que aparezcan. Por el contrario, podríamos hacer lo que hace más de un tercio de los estadounidenses y no ir al dentista hasta que esas condiciones preventivas y simples se convierten en un problema grave.[12]

Las bebidas ácidas y azucaradas, y los "snacks" no son los únicos desafíos que nuestros dientes enfrentan de forma regular. También está el impacto del estrés en los dientes, el rechinar (también llamado "bruxismo"). Este se asocia con la ansiedad y la depresión, y puede hacer que se desgaste el esmalte y se exponga la dentina, la cual es mucho más blanda que el esmalte y puede dar lugar a sensibilidad y caries.[13] Incluso podría hacer que tus dientes se agrietaran y, a largo plazo, provocar complicaciones en la articulación de la mandíbula (articulación temporomandiblar o "TMJ"). Estos problemas, llamados disturbios o disfunción de la articulación temporomandibular ("TMD"por sus siglas en inglés) incluso puede hacer que los músculos faciales se agranden por la carga excesiva, lo que puede provocar inflamación y dolor. También puede potencialmente bloquear las glándulas salivares produciendo resequedad en la boca... que conduce a más caries, y así sucesivamente.[14]

Definimos la palabra "custodiar" como "proteger y hacer crecer los bienes del propietario con una intensidad feroz". Por lo tanto, tomar la custodia de tu sonrisa es reconocer que tu salud es una pertenencia valiosa, y tomar esas medidas preventivas es fundamental para mantener tu salud oral de modo que nunca llegues al punto de tener que pagar de 10,000 a 50,000 dólares por una rehabilitación

---

12   Lecia Bushak, "Oral Health Isn't Much Of Americans' Concern, Poll Finds: One-Third Didn't See The Dentist Last Year," Medical Daily, last modified April 29, 2014, http://www.medicaldaily.com/oral-health-isnt-much-americans-concern-poll-finds-one-third-didnt-see-dentist-last-year-279468

13   Angelina R. Sutin et al., "Teeth grinding: Is Emotional Stability related to bruxism?" Journal of Research in Personality 44, no. 3 (June 2010): 402–405, https://doi.org/10.1016/j.jrp.2010.03.006

14   Donna Pleis, "Teeth Clenching And Grinding Can Affect Your Dental Health," Bruxism, Colgate, http://www.colgate.com/en/us/oc/oral-health/ conditions/ bruxism/article/teeth-clenching-and-grinding-can-affect-your-dental- health-1114

oral que podría haber sido un pequeño arreglo si hubieras ido a tu dentista regularmente.

Cuando llega a ese punto que es necesario una rehabilitación o reconstrucción total, ser custodios consiste en ayudarte a hacer la mejor elección para tu sonrisa en lugar de la más barata. ¿Recuerdas la analogía de las gomas? Poner parchos al problema termina al final costándote más que hacerlo bien la primera vez. Y como dentista tuyo, no quisiera nunca animarte a poner parchos a algo cinco o seis veces cuando podemos eliminar el problema de una vez por todas.

Por qué no nos importa cuál es tu compañía de seguros

Cuando se trata de tu salud y tu sonrisa, mi primer pensamiento siempre será: "¿Qué es lo más correcto que se debe hacer aquí?" Se trata de lo que podemos hacer para protegerte, ayudarte a prosperar y vivir una vida plena y feliz. Si alguien de mi familia viene a mí con un problema dental, por ejemplo, no voy a decirle cómo ponerle un parcho por ahora. Voy a decirle cómo solucionarlo de la forma óptima y que le ofrezca un resultado favorable a largo plazo. Lo mismo ocurre con mis pacientes, prefiero no recomendar una reparación temporal cuando sé que será mucho mejor a largo plazo si el arreglo se hace bien la primera vez.

Es por eso que no nos importa cuál es tu compañía de seguros. No queremos que sea tu seguro dental el que dicte el tratamiento para ti. En última instancia, tu seguro nunca te dará todo lo que necesites, ni jamás perseguirá ofrecerte el tratamiento más ideal. Somos proveedores de algunas compañías de seguros, pero si no trabajamos con la tuya, o si requiere un desembolso mayor de lo que cubren, o si no cubre el tratamiento recomendado, entonces encontraremos la manera de hacerlo funcionar para ti. Tenemos alternativas de financiamiento, disponible de inmediato, y hay formas de hacerlo asequible. Pero el seguro nunca debería ser el factor decisivo. Estamos cuidando de *ti y tu familia* al proporcionarte lo que necesitas, y el cuidado que escoges para tu boca impacta cada aspecto de tu vida desde el día en que naces y te seguirá hasta la tumba.

¿Cuál es el precio de descuidar tu salud dental?

La salud es un valor interesante. Es algo que todos necesitamos y, sin embargo, no es algo que podamos comprar. No podemos entrar al gimnasio y decir: "Ok, me llevo dos bíceps bien definidos, unos abdominales perfectos y un conjunto de glúteos bien tonificados. ¿Cuánto costará todo esto?". En cambio, tenemos que trabajar duro para producir y mantener un cuerpo sano por nuestra cuenta. Lleva tiempo y requiere disciplina, pero por el bien de nuestra salud general, vale la pena.

Cuando decimos "vale la pena", sin embargo, ¿qué queremos decir? Está el valor personal e innato, por supuesto—el costo de tiempo y esfuerzo para cepillarnos los dientes o ir al gimnasio "valen" la pena cuando nos hacen sentir más saludables. Pero una buena salud también aporta beneficios financieros concretos.

Un investigador de economía, Michael Grossman lo expresó bien cuando describió el comportamiento humano con respecto a la salud: "Los individuos heredan un inventario inicial de salud que... puede incrementarse mediante inversión", y agrega que "los individuos eligen el largo de su vida" cuando se hacen inversiones a través de entradas directas en ese inventario, como atención médica, dieta, ejercicio y recreación.

Si realmente te gusta leer sobre el proceso de creación de modelos económicos, entonces deberías echar un vistazo al artículo de Grossman "On the Concept of Health Capital and the Demand for Health" [Sobre el concepto de capital de salud y la demanda de salud]. De lo contrario, voy a ir directo a una de sus conclusiones, que dice que cuando invertimos en nuestra vida (o, en este caso, míralo como si se tratara de invertir en acciones en la bolsa de valores), podemos predecir que cuanto más informada esté la gente sobre los beneficios de invertir en una buena salud, incluida la longevidad, más proactiva será para obtenerla.[15]

Considera el siguiente estudio realizado por un grupo en Escocia, que se propuso determinar si un programa nacional de cepillado de dientes no solo estaba marcando la diferencia en la salud dental de los niños a largo plazo, sino que también estaba ahorrando dinero en servicios dentales de cara al futuro. Específicamente, el estudio se fijó en el ahorro de dinero por mejoras en la salud dental de los niños de cinco años. Estas redujeron la necesidad de extracciones, empastes u otros tratamientos ocasionados por las caries.

El primer paso fue determinar los costos completos de empastar o extraer un diente primario cariado, y luego, en promedio, cuántos de esos tratamientos dentales se hacían durante un período de diez años.

Descubrieron que los tratamientos dentales para niños de cinco años no solo disminuyeron con el tiempo una vez que se comenzó el programa de cepillado dental, sino que para el octavo año del

---

15   Michael Grossman, "On the Concept of Health Capital and the Demand for Health," Journal of Political Economy 80, no. 2 (April 1972): 223–255, https:// doi. org/10.1086/259880

programa, solo los ahorros financieros esperados eran dos veces y media el costo del programa.[16]

Entonces, ¿cómo podemos ser proactivos con nuestra salud dental? Mediante dos inversiones iniciales simples:

1. Cepillarse al menos dos veces al día y usar hilo dental todos los días.

2. Visitar al dentista al menos dos veces al año.

Esta es toda la inversión que necesitas hacer y que sabemos puede tener rendimientos increíblemente gratificantes.

Costos de oportunidad de la salud oral

Básicamente, el "costo de oportunidad" es la opción a la que renuncias cuando tomas una decisión. Es decir, cuando se te da a escoger entre "chicle" y "una menta" y eliges "una menta", el costo de oportunidad es el chicle.

Cuando expandes esa idea, el "costo de oportunidad" no solo significa la pérdida de una opción en preferencia de otra, sino que también representa las consecuencias a largo plazo de tu elección.

Si continuamos con la elección de chicle/menta, por ejemplo, eligiendo una menta, podríamos perder el beneficio a largo plazo de masticar chicle. Si el chicle fuera sin azúcar pero la menta no, saldríamos perjudicados en cuanto a ingesta de calorías al elegir la menta (además de causar mucho más daño potencial a los dientes gracias a la exposición prolongada al azúcar). Si lo extrapolamos aún más podemos pensar que tal vez masticar chicle podría habernos impedido pensar en comer un "snack". Al comernos la menta, por otro lado,

---

16   Yulia Anopa et al., "Improving Child Oral Health: Cost Analysis of a National Nursery Toothbrushing Programme," *PLoS ONE* 10, no. 8 (August 2015), http://doi.org/10.1371/journal.pone.0136211

experimentamos un pico en el nivel de azúcar y ahora estamos comiéndonos un burrito en una hora en lugar de tal vez irnos a caminar. Así, una decisión nos lleva a perder una oportunidad, y para el final de la semana, hemos aumentado tres libras.

El costo de oportunidad de la salud dental

OPCIONES: *cepillarse y usar hilo dental a diario*   *o*   *no cepillarse ni usar hilo dental a diario*

ELECCIÓN: *no cepillarse ni usar hilo dental a diario*

¿POR QUÉ?: *porque no tengo tiempo*

COSTO: *implantes para reemplazar los dientes perdidos de $3,000 a $6,000 por diente*

Los costos de oportunidad pueden ser subjetivos, pero también pueden ser bastante objetivos y prácticos. En este caso, considera el costo de oportunidad de decidir no cepillarse ni usar el hilo dental todos los días.

La boca es un ambiente de cultivo perfecto para las bacterias, y no solo para un tipo. Existen cerca de cuatrocientas especies diferentes de microorganismos, principalmente bacterias, que viven en cada superficie con placa dental y en cada pequeño espacio o ranura difícil de cepillar.

Según el investigador dental Sigmund Socransky, "en una boca limpia, viven de mil a cien mil bacterias en cada superficie del diente. Una persona que no tiene una boca sustancialmente limpia puede albergar de cien millones a un billón de bacterias creciendo en cada diente".[17]

Una buena cantidad de esas bacterias y microorganismos son beneficiosos, ya que ayudan a combatir los microorganismos portadores de enfermedades que intentan ingresar al cuerpo por la boca. No obstante, la cavidad oral también puede albergar bacterias dañinas que, si no se eliminan, eventualmente pueden irritar las encías, causando gingivitis, que puede evolucionar a enfermedad periodontal. En este punto, pueden aparecer algunos de los resultados más directos de la mala salud dental, incluido el mal aliento (también conocido como halitosis) y llegar a la pérdida de dientes.

Hablé de varias de las siguientes condiciones relacionadas en un capítulo anterior, pero son lo suficientemente importantes como para volver a mencionarlas. Es entender claramente que una buena custodia de tu salud oral, puede significar, literalmente, la diferencia entre la vida y la muerte. Esas encías que sangran, separadas de los dientes, proporcionan acceso instantáneo de patógenos al torrente sanguíneo, y su presencia se ha relacionado con afecciones tales como:

- **_Demencia:_** los investigadores que siguieron a más de cinco mil personas durante dieciocho años descubrieron que aquellos "que informaron que no se cepillaban los dientes diariamente tenían de un 22 por ciento a 65 por ciento más de riesgo de demencia que los que se cepillaban tres veces al día". Otro estudio más pequeño sobre el Alzheimer ha notado que los cerebros de aquellos con la condición presentaban más bacterias asociadas con la enfermedad de las encías que aquellos sin la condición mental.

---

17   Jane E. Stevens, "Oral Ecology," MIT Technolgy Review, last modified January 1, 1997, https://www.technologyreview.com/s/400012/oral-ecology/

- **Endocarditis:** infección bacteriana del revestimiento del corazón y sus válvulas, causando inflamación e infección.

- **Enfermedad cardíaca:** donde las bacterias dañinas llegan directamente hasta el corazón.

- **Derrame Cerebral (accidente cerebrovascular):** la inflamación de las paredes arteriales relacionada con las bacterias y la coagulación de la sangre, pueden hacer que las arterias se estrechen y provocar un derrame cerebral.

- **Artritis reumatoide:** la enfermedad periodontal puede aumentar el dolor causado por esta enfermedad.

- **Enfermedad pulmonar:** tanto la neumonía como la enfermedad pulmonar obstructiva crónica (EPOC) pueden empeorar con las bacterias dañinas que llegan desde la boca hasta los pulmones.

- **Absceso cerebral:** como se señaló anteriormente en el caso del niño de doce años que murió de un absceso cerebral relacionado con un diente cariado, las infecciones bacterianas de la boca pueden ser potencialmente mortales si no se tratan.[18]

Solo se requieren unos tres días sin cepillarse adecuadamente los dientes para que surjan condiciones perjudiciales. Una vez que hayan pasado setenta y dos horas, el volumen de bacterias habrá llegado al punto de producir el ácido suficiente para perforar el esmalte dental.

---

18   Lauren F. Friedman, "13 Awful Things That Happen If You Don't Brush And Floss Your Teeth," Business Insider, last modified February 14, 2014, http://www.businessinsider.com/what-happens-if-you-dont-brush-and-floss-your-teeth-2014-2

En adición, la placa puede haberse solidificado hasta el punto de que sea difícil, si no imposible, eliminarla sin intervención profesional.[19]

¿Cuál es, entonces, el costo de oportunidad de elegir no cepillar bien los dientes por lo menos dos veces al día y usar hilo dental a diario? Podría ser el precio de un empaste, una extracción, un implante, una dentadura postiza, tu salud general e incluso, tu vida.

Custodios de tu sonrisa

En nuestra oficina, nos adherimos al modelo de ser "Custodios de tu Sonrisa", que consiste en protegerte, ayudarte a tomar buenas decisiones y ayudarte a crecer como persona a través de las cosas en las que podemos influir.

Cuando se trata del tratamiento, primeramente y ante todo, creemos en ser buenos custodios de nuestros pacientes, su tiempo, sus recursos financieros y todas las transacciones que ocurren en nuestra oficina. Esto significa ayudar a nuestros pacientes a manejar sus decisiones de manera significativa y productiva. Es así pues nos damos cuenta de que muchas oficinas no centradas en el paciente guiarán su plan de tratamiento en función del seguro dental que tiene el paciente o de la capacidad de pago que creen que tiene. Esta simplemente *no* es la filosofía que utilizamos.

En cambio, te tratamos como a una persona cercana y te hacemos recomendaciones como si fueras un miembro de nuestra familia, permitiéndote, en última instancia, tomar la decisión que creas que es adecuada para ti. Creemos en proporcionarte la mejor recomendación para tu situación específica, y la única manera de hacerlo es dejar el aspecto financiero a un lado. Como señalé anteriormente, hay

---

19   Jane E. Stevens, "Oral Ecology," MIT Technolgy Review, last modified January 1, 1997, https://www.technologyreview.com/s/400012/oral-ecology/

momentos en que debido al presupuesto la gente se ve obligada a poner un parcho, ya sea por un escape en una tubería, un problema de filtración en el techo o una goma. Pero cuando pensamos en esa decisión a largo plazo, poner parchos es una forma más o menos garantizada de que el problema regrese, y probablemente de una manera peor que la primera vez. Es por eso que nos gusta dar a los pacientes la opción de corregir las cosas correctamente la primera vez, ya que termina siendo más costo efectivo y mejor para el paciente en general.

Tomemos como ejemplo la tubería con un escape. Con un parcho, puede funcionar por un poco más de tiempo, pero cuando comience a gotear de nuevo, a ese escape probablemente no se le prestará atención durante un cierto período de tiempo y eventualmente causará más daño que cuando se le puso el parcho. El precio entonces termina siendo el precio de arreglar el problema inicial correctamente, más el de reparar todo el daño adicional causado mientras tanto. Entonces, ¿cuál es la solución más costo efectiva?

Arreglos financieros convenientes

Cuando consideramos la parte financiera de cualquier visita a nuestra oficina, siempre nos acercamos a ella con estas palabras en mente: flexible y sin miedo. No queremos evitar hablar de ello—es algo de lo que tendremos que hablar de todos modos, así que ¿por qué no sacar el tema? Pero no queremos que sea incómodo o que se convierta en una barrera para trabajar con nosotros. Por estos motivos, ofrecemos varias opciones de financiamiento a los pacientes, incluidos planes de pago flexibles.

En todos los casos, nos gusta proveer opciones a nuestros pacientes porque hay momentos en que lo necesario, o lo posible, es poner un parcho. Sin embargo, siempre nos aseguramos de proporcionar toda la información para una correcta reparación, y también hablamos de las opciones financieras, si el presupuesto es problema. Sobre todo, es importante para nosotros educar a nuestros pacientes sobre las condiciones que resultarán de sus decisiones, incluyendo las consecuencias de poner un parcho en lugar de corregir algo correctamente. En última instancia, dentro de nuestra oficina la elección está en manos del paciente.

COMIENZA CON EL
FINAL EN MENTE

¿Sabías que, entre las edades de veinte y sesenta y cuatro años, los adultos pierden un promedio de alrededor de siete dientes permanentes? ¿Y que aproximadamente el 10 por ciento de los estadounidenses entre las edades de cincuenta y sesenta y cuatro años *no* le quedan dientes?[20] Eso es mucha pérdida de dientes. Si estás pensando ahora que esta pérdida promedio es probablemente más en el adulto mayor que en el adulto joven, considera las siguientes estadísticas del Instituto de Políticas de Salud de la Asociación Dental Americana:

- Los adultos jóvenes son los que más suelen reportar problemas relacionados con la condición de sus dientes y boca.

---

20   Lauren F. Friedman, "13 Awful Things That Happen If You Don't Brush And Floss Your Teeth," Business Insider, last modified February 14, 2014, http://www.businessinsider.com/what-happens-if-you-dont-brush-and-floss-your-teeth-2014-2

- El 35 por ciento de los adultos jóvenes tiene dificultades para morder y masticar

- El 33 por ciento de los adultos jóvenes evita sonreír debido a la condición de su boca y dientes

Lo que también sorprendió de ese informe fue que solo el 37 por ciento de los adultos que participaron en la encuesta nacional informaron que habían ido al dentista en el último año, y solo el 77 por ciento planeaba ir a uno en el año siguiente. Esto, a pesar del hecho de que prácticamente todos ellos (el 95 por ciento) estaban de acuerdo en que las visitas dentales regulares los mantienen saludables y la mayoría (el 82 por ciento), creía que una sonrisa brillante y con dientes derechos le ayudaría a salir adelante en la vida.[21]

Bueno, basta de estadísticas. De lo que se trata es que la salud dental es increíblemente importante a cualquier edad, y que en cada etapa de tu vida estás en riesgo de problemas de salud oral. A medida que envejecemos, aumenta el riesgo, por lo que es nuestro deber recordarte que las decisiones que tomes sobre tu salud dental hoy permanecerán contigo por el resto de tu vida. Si descuidas tus dientes ahora, es probable que necesites más y mayores tratamientos más adelante en el futuro y si descuidas esas reparaciones más grandes, entonces podrías terminar siendo parte de ese diez por ciento sin dientes en absoluto.

Volviendo a la importancia de un buen cuidado, no solo es beneficioso ver a tu dentista con regularidad, sino que también es importante conocer qué tipos de condiciones orales puedes esperar con la edad a medida que se desgastan tus dientes, y a medida que cualquier

---

21 "Oral Health and Well-being in the United States: Data & Methods," American Dental Association's Health Policy Institute, 2015, http://www.ada.org/~/media/ ADA/Science%20and%20Research/HPI/OralHealthWell-Being-StateFacts/ Oral-Health-Well-Being-Methods.pdf?la=en

reparación que te hayan hecho comience a deteriorarse y tus encías comiencen a retroceder.

Por ejemplo, me ha sorprendido ver pacientes que sin duda necesitan una corona en un diente y, sin embargo, me acusan a mí o a mi personal de inventarnos el que la necesiten. Piensa en cómo se tratan las caries, limpiando la zona afectada y rellenando con un material cada cinco a quince años, dependiendo de las circunstancias. Luego de dos, tres o incluso cuatro intervenciones en el mismo diente por caries o deterioro del material, inevitablemente no quedará mucho diente por rellenar y será necesaria una corona.

No deseamos que este o ningún otro procedimiento te tome por sorpresa. En cambio, es nuestro trabajo enseñarte acerca de la progresión natural del cuidado dental y en qué etapas puedes esperar tomar algunas medidas preventivas adicionales para mantener tu boca en estado óptimo a largo plazo.

Es posible eliminar mucho dolor, incomodidad y visitas frecuentes al dentista siendo proactivo con respecto a tu salud dental. Nuestro objetivo es educarte para que nunca sientas que estamos tratando de "conseguir" que hagas algo que no quieras hacer.

Echa un vistazo a la tabla en la página 73. Ahí, puedes ir directamente a las condiciones dentales más comunes que ocurren a tu edad. Sugiero que la leas para que puedas entender bien las sugerencias que te podríamos traer la próxima vez que visites nuestra oficina. Si eliges no tomar medidas preventivas, esa es tu decisión. Sin embargo, debes saber que si escoges descuidar tus dientes por largos períodos de tiempo, entonces debes presupuestar para una reparación mayor en tus dientes y tratar cualquier condición de salud relacionada que pueda surgir debido a esa negligencia.

La mejor manera de pensar en ello es comenzar con el resultado final en mente. A medida que te acercas al final de tu vida, ¿qué tipo de dientes quieres tener? Si eres como la mayoría de la gente, entonces lo que quieres es tener dientes de verdad y una sonrisa de verdad. ¡Puedes tenerlos! Siempre y cuando entiendas que es tu responsabilidad lograrlo. Como dentistas, somos simplemente tus socios y proveedores de soluciones para ayudarte a alcanzar tus metas. Está en ti tomar las medidas necesarias para que esas metas se logren.

Segunda Parte

Tu boca en cada edad

Expectativas dentales en todas las edades

Infancia

Edades 0-6

Enseñar uso adecuado del cepillo de dientes

Manejando emergencias dentales comunes

- Diente desplazado
- Diente fracturado
- Mordida de lengua o labio
- Dolor de muelas
- Objetos atascados en los dientes

Tratamiento de fluoruro

Edades 7-9

Primera evaluación de ortodoncia

Establecer hábitos alimenticios adecuados—evitar las bebidas y los alimentos azucarados

Aplicación de sellantes dentales (pintados en las primeras y segundas muelas permanentes del niño a medida que salen)

Preadolescencia y adolescencia

Reforzar buenos hábitos alimenticios

Mayor probabilidad de caries

Impacto hormonal en la salud oral

Edades 20-39

Aumento del riesgo de gingivitis

Riesgo de dolor en la ATM debido a:

- Movimiento de dientes u otras condiciones dentales
- Lesión
- Espasmos musculares craneofaciales
- Enfermedad reumática
- Otros factores que hacen que la articulación temporo-mandibular se desplace

Impactos de estrés en la salud oral

- Rechinar de dientes
- Dientes agrietados/fracturados

Mantener los ajustes de ortodoncia (como usar retenedor después de los "braces")

Edades 40-59

Mayor riesgo de enfermedad periodontal

Mantener una evaluación periodontal completa anual

Posibilidad de que haya que poner una corona en dientes con rellenos grandes viejos o que el diente necesite ser extraído

Aumento del riesgo de apnea obstructiva del sueño

Continuar con el cuidado dental preventivo

Edades 60 o más

Aumenta riesgo de caries y pérdida de dientes

Riesgo de recesión gingival

Riesgo de sequedad en la boca

Repetir aplicaciones de fluoruro

Implantes dentales / dentaduras postizas

Impacto de la osteoporosis en la salud oral

Prestar atención a los signos de cáncer oral

Cuidado dental y demencia

Los problemas dentales pueden parecer como salidos completamente de la nada, pero la mayoría de las veces, han estado ahí por un tiempo—o simplemente no los notamos antes o decidimos ignorarlos hasta que la irritación o el dolor se hacen difíciles de soportar. Este es uno de los mayores problemas con los asuntos de salud dental. Podrías tener una caries y ni siquiera darte cuenta hasta que llega a ser tan profunda que alcanza al nervio. O puede que tengas gingivitis e ignorar ese poquito de sangre cuando te cepillas o usas hilo dental hasta que se convierte por completo en un caso de enfermedad periodontal.

Esto es lo que a veces llamo la "trotadora de la vida dental". Las decisiones con respecto a tu salud dental pueden llegarte tan rápidamente que te ves obligado a tomar decisiones que no deseas tomar—como la extracción o cirugía—debido a la condición que tienes. Sin embargo, si de forma consciente estás tomando medidas preventivas desde el principio, entonces esa trotadora se mueve mucho más lentamente. Entonces, o no tienes que tomar esas decisiones, o tienes mucho más tiempo para considerar tus opciones porque estás consciente de la condición mucho antes de que se convierta en un problema grave.

En esta sección del libro, veremos muchos de los problemas dentales que pueden ocurrir a lo largo de la vida y lo que podrías estar haciendo ahora para prevenirlos. O bien, si no has tomado medidas preventivas durante algún tiempo (como cepillarte regularmente y ver a tu dentista al menos una vez al año), esta sección te dará una idea de qué condiciones puedes esperar en la etapa de la vida en que estás.

Para más información,
puedes visitar nuestra página web
www.DrRamonDuran.com y seguirnos
en Facebook - Dr. Ramon Duran
e Instagram - RamonDuranDMD
Si deseas hacer una cita, por
favor llámanos al (787)754-2270 o
contáctanos por correo electrónico a
DrRamonDuran@gmail.com

Scan Me

Capítulo siete

INFANCIA

Todos tenemos un recuerdo de nuestra infancia de cómo fue nuestra primera visita al dentista. Por esto, es que los padres hoy día quieren mejorar esa primera experiencia. Quieren que sus hijos tengan deseos de ir al dentista, y es por eso que una de las primeras cosas que les decimos a los nuevos padres es que traigan a sus hijos cuando tengan unos 2 años.

Puede parecer demasiado pronto, pero considéralo de esta manera: cuando los bebés nacen, su boca es estéril. Sin embargo, en cuestión de horas, es colonizada por microorganismos que permanecerán con ellos por el resto de sus vidas. Estas bacterias, protozoos, virus y hongos son en su mayoría inofensivos, pero una vez que se establecen, comienzan a formar un hábitat más acogedor para otros organismos menos inofensivos. Una vez que a un bebé le salen los primeros dientes, es probable que también aparezca la bacteria más relacionada con la caries dental—*Streptococcus Mutans.*[22] Una de nuestras mayores preocupaciones cuando comienzan a aparecer los dientes de un bebé es la de las llamadas "caries de biberón". Esta condición generalmente afecta a los dientes frontales superiores y es causada por la exposición prolongada a bebidas que contienen azúcar—incluida la leche (la leche contiene de forma natural 12 gramos de azúcar por taza, también conocida como lactosa). La exposición prolongada puede ocurrir cuando un niño se acuesta con un biberón, o si usa un biberón como chupete. Ese azúcar es la mejor manera de activar el rápido crecimiento del *Streptococcus Mutans.*

Cuando hay azúcar presente, el *S. Mutans* se alimenta de ella, liberando ácidos que eventualmente destruyen y atraviesan el esmalte de los dientes, dejando espacio para que la placa se agarre, a la que se adhieren las bacterias y así comienzan a formar nuevos agujeros. Mientras más azúcar se agrega, más se extiende esta condición hasta que el limpiador natural de la boca, la saliva, ya no puede lavarla.

Aunque un niño eventualmente perderá sus dientes de leche, estos primeros dientes juegan un papel muy importante en la vida. Son necesarios para desarrollar un lenguaje claro, masticar y también ayudarán a que los dientes adultos salgan correctamente.

---

22   Jane E. Stevens, "Oral Ecology," MIT Technology Review, last modified January 1, 1997, https://www.technologyreview.com/s/400012/oral-ecology/

Cepillado de dientes y cuidado de la salud dental para niños de 0 a 6 años

Bebés

- Para bebés cuyos dientes aún no han salido, usa una gasa húmeda y limpia, o un paño húmedo para frotar y limpiar las encías de tu bebé después de cada alimentación.

- Solo coloca fórmula, leche, o leche materna en el biberón. No lo llenes con jugo, agua azucarada o refrescos.

- No acuestes a dormir al bebé con un biberón. Los biberones deben tomarse antes de la hora de la siesta y de la hora de acostarse.

- Si el bebé usa bobo, solamente dale uno limpio—no le pongas miel u otros líquidos que contengan azúcar.

De 1 a 3 años de edad

- Cuando salgan los dientes de tu hijo, usa un cepillo de dientes de tamaño para niños y no más de una pizca (aproximadamente del tamaño de un grano de arroz) de pasta de dientes para niños para cepillarse los dientes hasta los tres años de edad.

- Anímalo a que beba de un vaso en lugar de biberón.

- Fomenta hábitos alimenticios saludables.

De 3 a 7 años de edad

- Cepilla los dientes de tu hijo con un cepillo de dientes para niños y una pequeña cantidad de pasta de dientes para niños (aproximadamente del tamaño de un guisante).

- Si tu hijo desea cepillarse los dientes, asegúrate de supervisar el proceso para comprobar que todos los dientes estén cepillados y que toda la pasta de dientes se escupa y no sea tragada. Se debe supervisar por lo menos hasta que el niño tenga entre seis y siete años.[23]

Manejando emergencias dentales comunes

Por mucho que adviertas a tu hijo que no se suba a los columpios y barras, que no abra los recipientes con los dientes o que no corra su bicicleta demasiado rápido (podría seguir esta lista, pero si eres padre, sabes de lo que estoy hablando), aún ocurren emergencias dentales. Aquí hay algunas maneras de lidiar con ellas cuando surgen:

- *Diente desplazado:* si se salió por completo, y está limpio, trata de volver a poner el diente en su lugar sin tocar la raíz. Si no es posible, entonces coloca el diente en la mejilla de tu hijo al lado de la encía, o si te preocupa que el niño se trague el diente, colócalo en un vaso de leche. Luego, llama a tu dentista de inmediato.

- *Diente fracturado:* enjuágale la boca con agua tibia para limpiarla y dale al niño una compresa fría o bolsa de hielo para que se la coloque contra el cachete o labios en el lado afectado y así evitar que se hinche. Conserva el fragmento del diente si lo encuentras. Luego, llama a tu dentista de inmediato.

- *Mordida de lengua o labio:* enjuaga la boca con agua tibia y aplica una compresa fría en el área afectada.

---

23 "Baby Bottle Tooth Decay," Mouth Healthy, American Dental Association, http://www.mouthhealthy.org/en/az-topics/b/baby-bottle-tooth-decay

- **Dolor de muelas:** enjuaga la boca con agua tibia y pasa suavemente hilo dental para eliminar cualquier resto de comida atrapado entre los dientes, ya que esto puede agravar el dolor. Llama a tu dentista tan pronto sea conveniente.

- **Objetos atrapados en los dientes:** intenta usar hilo dental para quitarlo con cuidado, pero si esto no funciona, llama al dentista. No intentes usar un instrumento afilado y sólido para quitar el objeto ya que puede causar más daño.

La "Coloración Marrón de Colorado" y la introducción del fluoruro

Probablemente me hayas escuchado a mí o a otros dentistas hablar sobre la importancia de usar pasta de dientes que contenga flúor en todas las edades, incluidos los primeros años de cepillado de dientes. Hay muchas razones detrás de esto, en primer lugar que, si bien se agrega fluoruro en muchos lugares al agua del grifo, muy pocas personas beben ya agua del grifo, optando en su lugar por agua embotellada o agua filtrada. Ten en cuenta, sin embargo, que los filtros de "carbón activado" no eliminan el fluoruro. Solo procesos como la destilación, ósmosis inversa y la desionización pueden eliminar el mineral.

En segundo lugar, el agua embotellada puede ser increíblemente ácida. Un estudio publicado en el *Journal of Dental Hygiene* encontró que, de las catorce marcas de agua embotellada comercial probadas, diez eran ácidas, con un pH de menos de 7.

"Los profesionales dentales continuamente educan a los pacientes sobre los peligros de consumir alimentos y bebidas ácidas debido a su potencial para contribuir a la erosión dental y las caries", señaló el estudio, "Sin embargo, el agua no suele clasificarse como ácida". Al investigar los valores de pH como figuraban en cada uno de los sitios web de los fabricantes de agua embotellada, los investigadores también encontraron que los valores reales eran más bajos (más ácidos) que los que se mostraban.

Entonces, ¿por qué se adiciona fluoruro al agua?

El descubrimiento del fluoruro y sus beneficios dentales irónicamente comenzó con los problemas que el fluoruro estaba causando. En 1901, un joven dentista llamado Frederick McKay llegó a Colorado Springs, Colorado, con la intención de abrir una consulta dental. Lo que encontró cuando llegó fue asombroso. Muchos residentes de la ciudad tenían manchas oscuras en los dientes, algunas tan significativas que "a veces los dientes enteros estaban manchados de color chocolate". Eventualmente, la condición se conoció como *Colorado Brown Stain* [Coloración marrón de Colorado].

Sin embargo, aparte de la coloración, la tinción no parecía estar causando ningún daño, y de hecho, después de años de investigación, McKay descubrió que estos dientes manchados eran muy resistentes a la formación de caries. Además, descubrió que los residentes de la ciudad cuyos dientes permanentes salían y se calcificaban antes de que las manchas comenzaran, no las desarrollaban más adelante, por lo que la tinción tenía que ocurrir mientras los dientes se estaban desarrollando.

Más tarde se descubrió que la causa de la mancha marrón eran los niveles increíblemente altos de flúor en el agua local—una condición que se conoció como "fluorosis". Pero la tinción no ocurría con niveles más bajos de fluoruro y en realidad parecían ser beneficiosos. Más tarde, los estudios confirmaron que los iones de flúor se absorben fácilmente en la superficie de los dientes donde se ha producido desmineralización y se unen al esmalte. El flúor unido atrae otros minerales, como el calcio, a la zona dañada, fortaleciendo así el diente en general.

La siguiente pregunta por responder, entonces, fue cómo podrían usarse los beneficios del fluoruro sin desencadenar las indeseables manchas causadas por la fluorosis. Décadas después de que se descubriera la causa de la fluorosis, el Dr. H. Trendley Dean, jefe de la Unidad de Higiene Dental del Instituto Nacional de Salud, comenzó a estudiar cuánto contenido exacto de fluoruro debía contener el agua antes de que ocurriera la fluorosis, y si los niveles de fluoruro físicamente y cosméticamente seguros en el agua ayudarían o no a combatir la caries dental.

En 1945, Dean llegó a un acuerdo con Grand Rapids, Michigan, para fluorizar de manera segura el agua potable de la ciudad durante un período de quince años. Después de once años, Dean pudo confirmar que los niños nacidos en Grand Rapids después de la introducción del flúor en el agua potable tenían un 60 por ciento menos de probabilidades de desarrollar caries.

Hoy en día, los proyectos de fluoración benefician a más de 200 millones de estadounidenses y se puede encontrar flúor en casi todas las marcas de pastas de dientes en el mercado.

De 7 a 9 años: Primera visita de evaluación de ortodoncia

El mejor momento para la primera visita de evaluación de ortodoncia de un niño es entre las edades de siete y nueve años. Esto puede parecer un momento extraño ya que la mayoría de los niños todavía tienen bastantes dientes de leche a esta edad. No obstante, esta es la edad perfecta para realizar un examen preliminar para asegurarse de que no se están desarrollando problemas, como las mordidas cruzadas, las sobremordidas o las mordidas abiertas.

Si hay un problema, esta edad también es el momento ideal para comenzar una fase inical de tratamiento, que se enfoca menos en los dientes y más en cambiar el crecimiento de la mandíbula. Cuanto más joven es un niño, más fácil es guiar la mandíbula a una mordida de un modo estable y deseable. Imagina cuánto más le queda por crecer a un niño de siete años, en comparación con un niño de doce o trece años. Cuando se detectan problemas potenciales durante esta ventana de oportunidad, el ortodoncista puede comenzar con las correcciones y reducir la cantidad de tiempo que el niño tendrá que llevar "braces" más tarde.

De 6 a 12 años: Selladores dentales ó Sellantes de Fisura

Los selladores dentales son capas finas de resina pintadas en los primeros y segundos molares de un niño (que aparecen alrededor de los seis y los doce años, respectivamente) que llenan los surcos y fosas profundas de las muelas para prevenir las caries. Según el Centro para el Control de Enfermedades (CDC), "una vez aplicados, los selladores protegen contra el 80 por ciento de las caries durante dos años y continúan protegiendo contra el 50 por ciento de las caries durante hasta cuatro años". Esto es particularmente importante ya que es en los dientes posteriores permanentes donde se originan nueve de cada diez caries.

Los sellantes de fisuras también pueden ser utilizados en las molares de los adultos cuando se identifican fosas y fisuras que podrían tener riesgo de caries. Bién colocados, pueden durar sobre 10 años.

---

*Las tres bebidas principales para el deterioro dental**

Bebidas deportivas

Bebidas de té heladas y endulzadas

Bebidas energéticas

* La gente siempre dice "No bebas refrescos por el azúcar", pero la verdad es que una bebida deportiva energizante sin azúcar puede ser peor para los dientes que una cola clásica, porque es más ácida. Es esa combinación de azúcar y ácido la que causa el mayor daño, pero el ácido es en última instancia peor en los dientes que el azúcar.

Capítulo ocho

PREADOLESCENCIA Y ADOLESCENCIA

Es en los años preadolescentes cuando realmente se refuerza la importancia de cepillarse los dientes por sí solos dos veces al día. En este momento, tu hijo ya debería haber tenido su primera evaluación de ortodoncia y puede o no estar recibiendo tratamiento. De todas las cosas que puedes hacer por la salud dental de tu hijo a esta edad, aplicar los sellantes de fisuras es una de las más importantes. Es significativo el impacto a largo plazo que este proceso tan simple puede tener.

Comer para una boca saludable

Cuando se trata de mantener bien la salud general de la boca, la dieta y la nutrición son tan importantes como los buenos hábitos de higiene. La dieta (la comida que comemos) y la nutrición (los nutrientes en la comida) afectan la salud de nuestra boca de manera diferente. La dieta tiene un efecto local, ya que tiene un impacto en la integridad de nuestros dientes, la saliva y el balance del pH de la boca. Por otra parte, la nutrición tiene un efecto más sistémico, al afectar la integridad del hueso de la mandíbula, los dientes y la estructura de soporte de los dientes. Es decir, cambiar tu dieta afectará más directamente la salud de tu boca, mientras que los cambios en la nutrición también tendrán un impacto, pero ocurrirá durante un período de tiempo más largo y afectará a la estructura general de la boca.

Donde a menudo nos encontramos con problemas es en el consumo excesivo de los llamados "carbohidratos fermentables", que son los azúcares añadidos y los que se encuentran de forma natural en los alimentos. La diferencia entre los carbohidratos fermentables y otros carbohidratos es que el tipo fermentable se descompone en azúcares simples en la boca en lugar de más adelante en el tracto digestivo, alimentando a las bacterias al permanecer más tiempo e iniciándose así el proceso de deterioro dental.

Los carbohidratos fermentables se encuentran de maneras obvias y no tan obvias. Existen alimentos que definitivamente contienen azúcar, como los dulces, los bizcochos, las galletas, los refrescos y los chocolates. Y luego están los menos obvios: el pan, los cereales de desayuno, los guineos, las galletas saladas, las papas fritas, los "pretzels" e incluso las frutas secas.

Cuanto más pegajosos son estos carbohidratos fermentables, peores son para la boca, ya que se adhieren a los rincones y grietas del diente y alimentan a las bacterias que producen el ácido que erosiona el esmalte dental. "Pegajoso" no solo significa pegajoso y gomoso como lo son las pasas y los caramelos blandos, también puede significar que "se queda trabado fácilmente" del modo en que los restos de las papas fritas pueden quedar atrapados entre tus dientes y permanecer ahí mucho tiempo después de que hayas terminado de comerlas.

¿Cuáles son los mejores alimentos para una dieta saludable, una buena nutrición y una boca saludable en general? Las pautas dietéticas creadas por el Departamento de Agricultura de E.U. y el Departamento de Salud y Servicios Humanos son un excelente lugar para comenzar:

Un patrón de alimentación saludable incluye:

- Una variedad de vegetales de color verde oscuro, rojo y anaranjado
- Legumbres (guisantes y habichuelas)
- Granos, al menos la mitad de ellos deben ser enteros (arroz integral, avena, pan integral)
- Frutas frescas y enteras
- Productos lácteos bajos en grasa o sin grasa, incluida la leche, el queso y el yogur
- Alimentos con proteínas, incluyendo mariscos, aves, huevos, carne magra, nueces, semillas y productos de soya

Un patrón de alimentación saludable **limita** las grasas saturadas, las grasas trans, los azúcares añadidos y el sodio, e incluye consumir:

- Menos del 10 por ciento de las calorías diarias de azúcares agregados
- Menos del 10 por ciento de las calorías diarias de grasas saturadas
- Menos de 2,300 mg de sodio por día

El alcohol consumido por adultos en edad legal para beber debe limitarse a una bebida por día para las mujeres, y dos bebidas por día para los hombres.

Toda dieta debe comenzar con una base fuerte de granos, así como una ingesta diaria de:

- 2 1/2 tazas de vegetales
- 2 tazas de fruta fresca
- 3 tazas de alimentos altos en calcio (leche, yogur y/o queso)
- Proteínas (carnes, frijoles, huevos, nueces)

Y en cuanto a *snacks*, intenta elegir carbohidratos no pegajosos y no fermentables. Por ejemplo:

Mejor elección:

- Queso
- Proteína (carnes, frijoles, huevos, nueces)
- Productos lácteos (sin azúcar añadido)
- Agua

Buena elección:

- Frutas enteras como manzanas y peras (estas contienen azúcares naturales, pero tienen suficiente agua para diluir el azúcar y la saliva puede eliminarlas más fácilmente de la boca)
- Vegetales (mientras que los vegetales contienen carbohidratos, no tienen la cantidad suficiente para ser peligrosos)
- Agua carbonatada sin azúcar (a menudo contiene una pequeña cantidad de sodio)

Peor elección:

- Dulces
- Galletas dulces
- Galletas saladas
- Pan
- Muffins
- "Potato/tortilla chips", nachos
- Pretzels
- Frutas secas
- Guineos
- Papas fritas
- Bizcochos
- Refrescos y otras bebidas que contengan azúcar, incluidos los jugos de frutas

De 13 a 19 años: Manejando las caries

Cuando el almuerzo consiste en acercarse a una máquina y comprar un refresco y una barra de chocolate, eventualmente habrá un problema de caries. Muchos adolescentes son reacios a cuidarse, y aunque las niñas tienden a cuidar mejor de sí mismas y de su salud dental, las caries aún pueden convertirse en un problema. Esto es mucho más crítico si tienes antecedentes familiares de condiciones dentales.

Aunque los niños ya deberían estar viendo a su dentista dos veces al año, es en estos años cuando un chequeo cada seis meses es realmente importante. Las caries deben detectarse temprano y tratarse antes de que conduzcan a un deterioro dental mayor.

Cuando se trata del material de relleno (empastes), la preferencia en los Estados Unidos se ha alejado en términos generales de la amalgama("platas"), hacia los rellenos de resinas compuesta, color diente. Hoy día disponemos de varias opciones para rellenar cavidades, y el procedimiento, en la mayoría de los casos, es relativamente sencillo.

Tipos de rellenos (empastes)

Dependiendo de tus preferencias, la extensión de la caries dental y de si tienes o no alergias a ciertos materiales como los metales, existen varias opciones de materiales para restaurar o rellenar las cavidades. Estos incluyen:

- **Oro:** Si bien es una restauración costosa y ha perdido popularidad por la preferencia de materiales color diente por los pacientes, es un material muy biocompatible y los tejidos en realidad toleran el oro increíblemente bien. Este material tiene una excelente resistencia al desgaste y gran durabilidad, y por lo general pueden mantenerse sobre veinte años. Sin embargo, aparte del costo, los empastes de oro también toman más tiempo, ya que a menudo tienen que ser realizados por un laboratorio externo antes de que puedan cementarse en su lugar. Esto puede requerir varias visitas antes de que se complete el procedimiento.

- **Plata (amalgama):** Es un material bastante resistente al desgaste, y los empastes de plata toleran bien el calor y la humedad de la boca. Es una restauración relativamente económica y dura un promedio de doce a quince años. Sin embargo, dado que son de color oscuro, se notan más. En términos de su composición, la mayoría de los empastes de plata están compuestos de mercurio, plata, estaño, cobre y otros metales traza.

- **Resinas Compuestas:** el uso de este material ha continuado en aumento y hoy es el tipo de relleno más utilizado en muchos lugares, ya que el color se acerca mucho al color natural del diente. Si se hace correctamente, las resinas compuestas logran una restauración sellada y adherida al diente. Esta unión al diente nos crea un relleno que debe estar libre de sensibilidad a la temperatura, y puede en cierto modo reforzar las paredes socavadas de un diente. Con una técnica adecuada, podrían durar tanto como los empastes de plata, pero la vida promedio es de siete a diez años, dependiendo del cuidado del paciente y su dieta. Líquidos comunes como el café, el vino y el té, pueden hacer que se manchen.

"Resinas" es el término abreviado de "resinas compuestas", que generalmente son una combinación de plásticos especializados y un relleno de partículas duras como la sílice.

- **Porcelana:** Al igual que el oro, los rellenos o incrustaciones de porcelana generalmente deben ser creadas a la medida por un laboratorio y luego cementadas al diente. Estas restauraciones se pueden hacer con el color y forma exacta del diente, se pueden adherir al diente, y pueden durar entre quince y treinta años. Por su naturaleza, la porcelana también es resistente a las manchas. Estos rellenos pueden tener un costo elevado, con precios similares al costo de los empastes de oro, pero su apariencia natural, fortaleza y durabilidad los convierten una inversión de gran valor.

Procedimiento básico de empastado o rellenado de una cavidad

1. El proceso de limpieza y rellenado de una caries comienza con anestesia local, que se usa para adormecer el área alrededor del diente para que no sientas dolor alguno durante el proceso.

2. Luego, removemos y limpiamos la caries con un taladro pequeño y damos forma al espacio para que el relleno adapte bien al diente. Si vamos a poner un relleno adherido, también aplicaremos al diente un gel ácido para acondicionar la

superficie, seguido de una resina de adhesión líquida antes de colocar el relleno.

3. Finalmente, colocaremos el relleno y puliremos la superficie para asegurar que el empaste sea suave y cómodo.

Caries según la edad

¿Cuán probable es que necesites cuidado dental a medida que envejeces? Echa un vistazo a estas estadísticas de la Encuesta Nacional de Examen de la Salud y Nutrición de los Estados Unidos (1999 - 2004) sobre el porcentaje de adultos en cada grupo de edad, ya sea con una caries, o con dientes permanentes faltantes o empastados:

De 20 a 34 años: 85.58 por ciento

De 35 a 49 años: 94.30 por ciento

De 50 a 64 años: 95.62 por ciento

¿Cómo puede la pubertad (hormonas) afectar tus dientes?

Junto con todos los otros cambios que atraviesa el cuerpo durante la pubertad, uno de los más ignorados es el cambio que ocurre en las encías.

Entre las edades de once y trece años, cuando es más probable que comience la pubertad, el tejido de las encías se hace más susceptible a inflamarse y sangrar fácilmente con la acumulación de la placa dental. Cuando estos signos y síntomas se vuelven más prevalentes, la condición generalmente se conoce como gingivitis marginal crónica, o gingivitis de la pubertad. Generalmente se cree que es causada por el aumento de los niveles de hormonas que ocurren con la pubertad.*

Tanto los hombres como las mujeres son susceptibles a desarrollar esta condición, y se cree que su aparición podría predecir el desarrollo de enfermedad periodontal más significativa posteriormente en la vida.

Esta es solo otra razón por la cual una buena salud oral es sumamente importante en los años de preadolescencia y la adolescencia, ya que una higiene oral adecuada a esa edad puede marcar la diferencia respecto a unos dientes y encías saludables para toda la vida.

Cabe destacar que los cambios hormonales que pueden ocurrir durante el embarazo y la menopausia también se han asociado con un mayor riesgo de gingivitis y enfermedad periodontal.

Capítulo Nueve

EDADES 20-39

Los años universitarios son otro periodo de la vida donde hay alta probabilidad de que aparezcan caries. La dieta típica del universitario no ayuda, ya que los "snacks" a todas horas, especialmente en las horas de estudio tarde en la noche, son muy comunes. En adición hay un descuido general respecto a incluir hortalizas y vegetales verdes en la dieta. Durante los años de universidad es también cuando comienza a aparecer la enfermedad de las encías, que empieza con un ligero sangrado de las encías durante el cepillado causado por la gingivitis. Si no se tratan, esas encías irritadas e inflamadas pueden evolucionar rápidamente a un cuadro completo de enfermedad periodontal.

La buena noticia es que la gingivitis es bastante fácil de revertir durante este período de edad. Si puedes volver a tener visitas dentales regulares, limpiezas regulares y a cepillarte los dientes al menos dos veces al día, la inflamación puede desaparecer sin daño permanente.

Sin embargo, si la gingivitis no se trata durante un tiempo prolongado, entonces no solo se requerirá limpiar los dientes, sino también las encías de forma profunda, que es ya un asunto de mayor importancia. Piensa en esto como algo similar a la condición en que estaría tu automóvil si no lo hubieras lavado durante cinco o seis años. No puedes simplemente pasar tu carro por el "car wash" y esperar a que desaparezca todo ese sucio acumulado, es necesario realizar un trabajo mucho más profundo y detallado.

¿Cuáles son los signos de gingivitis?

¿Y ese poco de sangre que escupes con la pasta de dientes cada vez que te cepillas? No debería estar ahí. La gingivitis es la hinchazón e irritación de la encía, que es la parte del tejido blando en la base de los dientes. Si no se trata rápidamente, puede ocasionar periodontitis, pérdida dental, y otras enfermedades serias de las encías.

Además de un poco de sangre cuando te cepillas, otros signos y síntomas de la gingivitis incluyen:

- Encías hinchadas, recrecidas y abultadas

- Encías de color rojo oscuro

- Encías blandas y sensibles

- Mal sabor y mal aliento

- Encía retraída[24]

La gingivitis comienza la mayoría de las veces con un pobre cuidado de la salud dental. Cuando la biopelícula sobre los dientes no se cepilla con regularidad, puede acumularse y formar placa, y esa placa, con miles de bacterias, es lo que causa la irritación e inflamación.

---

24   "Gingivitis," Mayo Clinic, https://www.mayoclinic.org/diseases-conditions/gingivitis/symptoms-causes/syc-20354453

Luego, a medida que la placa se acumula, se calcifica y se convierte en cálculo, también conocido como sarro. Este es mucho más difícil de eliminar que la placa y es un medio perfecto para el crecimiento de más bacterias. Solo una limpieza dental profesional puede eliminar el cálculo. Si ese cálculo no se remueve, comenzará a irritar la encía, se crea inflamación, y esta hace que las encías sangren más fácilmente.

Este sangrado abre la puerta a la entrada directa de más bacterias a las encías y en el torrente sanguíneo, lo que lleva a la pérdida de dientes, la periodontitis y al riesgo de esas enfermedades que mencionamos anteriormente.

¿Qué aumenta el riesgo de gingivitis?

Pobres hábitos de cepillado son el factor de riesgo más común para la gingivitis, pero hay otras condiciones que pueden contribuir al riesgo. Entre éstas:

- Boca seca

- Mala nutrición

- Restauraciones dentales con pobre adaptación

- Dientes torcidos, apiñados que dificultan la limpieza

- Enfermedades que causan una disminución de la inmunidad, como el VIH / SIDA, la leucemia o el tratamiento del cáncer

- Fumar o masticar tabaco

- Vejez

- Cambios hormonales

- Genética

- Infecciones virales e infecciones causadas por hongos

¿Dolores de cabeza o dolor en la ATM?

De todos los puntos de articulación en tu cuerpo, la articulación temporomandibular, ATM (TMJ por sus siglas en inglés), comúnmente llamada la "articulación de la mandíbula", trabaja más que cualquier otra. Además, debido a la combinación de movimientos deslizantes y de bisagra, la ATM también es la articulación más compleja del cuerpo. La articulación de la mandíbula es donde se centran todos los movimientos principales de tu cráneo y se mueve constantemente, te des cuenta de ello o no. A nivel consciente, está activa cuando masticamos, hablamos o bostezamos, y a nivel subconsciente, está constantemente realizando movimientos microscópicos tales como al apretar los dientes, rechinar, y abrir y cerrar repetidamente.

Debido a su conexión con el nervio trigémino—el más grande de los doce nervios craneales que se extiende a lo largo de la maxila y la mandíbula, y en los dientes, ojos e incluso la lengua—la desalineación más mínima puede tener un impacto significativo en el resto del sistema.

Existen numerosas condiciones que pueden causar dolor en la ATM, muchas de las cuales se vuelven más frecuentes a medida que envejecemos. Éstas incluyen:

- **Movimiento dental o condiciones dentales** – el movimiento de los dientes a medida que envejecemos, el desgaste dental y la sustitución de dientes, así como los procedimientos dentales que cambian la forma en que interactúan los dientes, pueden afectar la ATM

- **Lesión** – los traumatismos en la articulación de la mandíbula, la cabeza o el cuello pueden tener efectos a largo plazo que pueden no notarse hasta meses o posiblemente años después de producirse el trauma inicial.

- **Espasmos musculares craneofaciales** – causados por lesiones o medicamentos

- **Enfermedad reumática** – esta condición, que se refiere a un grupo mayor de afecciones que causan inflamación, dolor y rigidez de las articulaciones, como la artritis, puede afectar la ATM como condición secundaria.

Signos comunes de problemas en la ATM:

- Molestias y dolores faciales
- Dolores de cabeza frecuentes
- Desgaste dental
- Numerosos problemas dentales (dientes rotos, coronas o historial de varias endodoncias)
- Molestias y dolores alrededor del oído
- Sensibilidad o dolor en la mandíbula
- Malestar o dificultad para masticar
- Chasquido, sonido de "clic" o rechinar en las articulaciones de la mandíbula
- Dificultad para abrir y cerrar la boca

Una lesión deportiva significativa en la adolescencia o en los primeros años de la veintena, o un accidente de automóvil que pareciera solo haber ocasionado un latigazo cervical, puede evolucionar a problemas de la ATM más adelante ya que la articulación afectada se deteriora bajo la tensión del sistema desequilibrado.

¿Qué causa el dolor de la ATM?

Cada vez que tu mordida cambia, afecta a tu ATM, y cada vez que tu ATM se desplaza, puede someter tus dientes a estrés mecánico. Piensa en ello como si se tratara de un motor bien afinado—si algo se desalinea, por leve que sea, pondrá estrés en el sistema. A medida que el estrés aumenta con el tiempo, la desalineación empeora hasta que todo el sistema se desalinea de manera notable y dolorosa.

Los patrones de problemas dentales en los dientes posteriores en particular pueden ser un signo de afecciones de la ATM no diagnosticadas. Entre estos problemas figuran endodoncias, pérdida de dientes posteriores, dientes rotos, empastes y restauraciones rotas, etc. Cualquiera de estos puede indicar que el sistema está bajo más estrés del que debería. En adición los dientes que sufren estrés adicional debido a una fuerza de mordida excesiva también tienen más probabilidades de sufrir problemas periodontales.

Uno de los mayores problemas con los trastornos de la ATM es cuánto tardan en manifestarse. Si los dolores de cabeza causados por una lesión que afectó la ATM no aparecen hasta años después del incidente, entonces no es probable que la persona que los padece establezca esa conexión.

Los buenos dentistas deben estar atentos a este tipo de condiciones. Si la alineación de la mandíbula del paciente parece no estar bien, incluso si es de modo leve, y sospechamos que se trata de un problema de la ATM, entonces lo primero que haremos es comprobar el diagnóstico. Esto generalmente implica fabricar y ajustar para el paciente un tipo de protector bucal llamado férula oclusal, que hace que la articulación de la mandíbula se siente en su posición de mordida ideal cuando el paciente la tiene puesta.

Una férula oclusal puede parecerse a un protector bucal estándar, pero hace más que simplemente evitar que el paciente rechine los dientes por la noche. En cambio, está diseñada a la medida para mantener la mandíbula en la posición correcta y que los dientes queden alineados, aliviando la tensión muscular que recibe la ATM por la desalineación.

Después de unos días de usar la férula, el paciente regresará, le examinaremos y discutiremos los cambios. Si el paciente se siente un cuarenta o cincuenta por ciento mejor solo por usarla, entonces sabemos que estamos yendo en la dirección correcta. Si todavía siente lo mismo y los dolores de cabeza no mejoran, entonces continuaremos solucionando los problemas dentales por los que vino originalmente a vernos y probablemente referiremos ese paciente a otro médico. Si bien los problemas de la ATM son el origen de dolores de cabeza y faciales a menudo pasado por alto, hay otras causas como infecciones del oído, neuralgias faciales (dolor facial relacionado con los nervios) y problemas sinusales.

Si la férula oclusal está funcionando y hay una mejoría, entonces el paciente puede usarla durante unos meses o por tiempo indefinido. En muchos casos se puede combinar con ajustes selectivos en los dientes para lograr que la mandíbula llegue a una alineación adecuada.

Cuidado en casa para problemas de ATM

Si sospechas que tienes problemas de ATM, hay algunos pasos que puedes tomar en casa para aliviar la incomodidad:

- Bolsas de hielo aplicadas en el lado de la cara, en específico frente al oído, donde se encuentra la ATM

- Haz esfuerzos conscientes para mantener la cara relajada con los labios juntos y los dientes separados

- Come alimentos más blandos, dieta blanda.

- Toma pequeños bocados y mastica con ambos lados de la boca

- No apoyes la barbilla en la mano, creando presión a la ATM

- No muerdas objetos duros como lápices, uñas, cutículas, etc.

- No sostengas el teléfono entre el cuello y el hombro

- Evita los movimientos excesivos o extremos de la mandíbula, como grandes bostezos o goma de mascar.

- Practica técnicas para aliviar el estrés

- Haz estiramientos suaves de la mandíbula o masajes en la mandíbula. Una manera de hacerlo es colocando el pulgar o la yema del dedo en la pequeña "muesca" ubicada aproximadamente a una pulgada delante de las orejas y en la parte inferior del pómulo. Al presionar suavemente hacia adentro y hacia arriba en este punto y frotar con suaves movimientos circulares se puede proporcionar cierto alivio.

Si continúa el dolor de la ATM, existen otras opciones para el tratamiento, aunque cada una debería considerarse únicamente después de evaluar todos los beneficios, desventajas, y riesgos con su dentista:

- **Medicamentos para el dolor:** relajantes musculares, analgésicos, anti-inflamatorios y otros medicamentos recetados pueden ayudar con el alivio temporal del dolor de la ATM.

- **Ajustes dentales:** esto implica realizar cambios en los dientes para restablecer el equilibrio.

- **Botox:** dado que el Botox actúa bloqueando las señales nerviosas de los músculos, puede proporcionar un alivio temporal a los músculos de la mandíbula adoloridos cuando se usa en pequeñas dosis, aunque este método no está aprobado por la FDA para su uso con problemas de ATM.

- **Cirugía:** si bien la cirugía es una opción, debe evitarse siempre que sea posible. No existen estudios clínicos a largo plazo que demuestren la efectividad de los procedimientos quirúrgicos para solucionar los trastornos de la ATM, y el tratamiento a menudo es irreversible.

- **Implantes:** los implantes artificiales para reemplazar las articulaciones de la mandíbula son otra opción, pero también debería tomarse bajo las mismas consideraciones estrictas que la cirugía.

Para obtener más información sobre las discusiones en torno a los tratamientos de la ATM, visita la página sobre trastornos de la ATM del Instituto Nacional de Investigación Dental y Craneofacial: https://www. nidcr.nih.gov/oralhealth/Topics/TMJ/ TMJDisorders.htm

¿Estresado? Tus dientes probablemente están sintiendo la presión

"Me rasuré los dientes anteriores", explicó la actriz Demi Moore al anfitrión de *Tonight Show* Jimmy Fallon durante un programa en junio de 2017. "Me encantaría decir que fue en la patineta o algo así de emocionante, pero creo que es importante que lo comparta porque creo que es literalmente, probablemente después de la enfermedad cardíaca, una de las mayores causas de muerte en Estados Unidos, y es el estrés".[25]

Si bien el estrés no provoca la fractura, el desprendimiento o la caída de los dientes, puede causar este tipo de daño poco a poco con el tiempo, y el estrés es cada vez más frecuente en las generaciones más jóvenes. Bajo mucho estrés, además de la tendencia a apretar y raspar más los dientes, las personas pueden olvidarse de cepillarse o usar el hilo dental. También, puede que no tengan el tiempo o incluso ni se les ocurra visitar al dentista. Las mismas condiciones también pueden llevar a un aumento de los niveles de cortisol en el cuerpo. Mientras que el cortisol a corto plazo tiene un efecto antiinflamatorio, una respuesta al estrés prolongada o exagerada puede dar lugar a una disfunción del cortisol, que puede causar inflamación y dolor generalizados.

Estrés en Estados Unidos—más difícil para los adultos jóvenes

Según la Asociación Estadounidense de Psicología (APA), el estrés está pasando a ser más bien un problema de las generaciones jóvenes (los *Millennials,* nacidos entre 1984 y 2004, y la Generación X, nacida entre 1964 y 1984), quienes reportan sentirse más estresados y menos aliviados en comparación con las generaciones anteriores. Según la encuesta de estrés de 2015 de la APA[26], los adultos en Estados Unidos:

---

25 Bruce Lee, "Demi Moore Lost Two Teeth To Stress, Here's How It Can Happen," Forbes, last modified June 15, 2017, https://www.forbes.com/sites/brucelee/2017/06/15/demi-moore-lost-two-teeth-to-stress-heres-how-it-can-happen/

26 "2015 Stress in America," American Psychological Association, http://www.apa.org/news/press/releases/stress/2015/snapshot.aspx

- Informan niveles de estrés más altos de lo que creen que es saludable (3.8 en una escala de 10 puntos)
- Califican su nivel de estrés promedio como de 5.1 en una escala de 10 puntos (por encima de 4.9 en 2014)
- Fueron más propensos a informar que experimentaron al menos un síntoma de estrés (78 por ciento frente a 74 por ciento en 2014)
- Fueron más propensos a informar que experimentaron estrés extremo (24 por ciento frente a 18 por ciento en 2014)
- Informaron una mayor incidencia de enfermedad, con:
  - 67 por ciento que recibió un diagnóstico de al menos una enfermedad crónica
  - 16 por ciento diagnosticado con depresión (por encima del 12 por ciento anterior)
  - 13 por ciento con trastorno de ansiedad (por encima del 9 por ciento anterior)
  - 32 por ciento con presión arterial alta (por encima del 24 por ciento anterior)
  - 58 por ciento con obesidad
- Los *Millennials* y los Generación X eran más propensos a calificar el dinero como una fuente de estrés
- 45 por ciento de los *Millennials* dicen que sus niveles de estrés han aumentado en el último año

- El 39 por ciento de los de la Generación X dicen que sus niveles de estrés han aumentado en el último año.

- Los adultos jóvenes tienen más probabilidades que otras generaciones de participar en actividades para el manejo del estrés, sin embargo, uno de cada cuatro adultos jóvenes dice que no siente que esté haciendo lo suficiente para controlar su estrés.

El estrés, como mencionado antes, también puede provocar bruxismo, que es el término médico para el rechinar o raspar los dientes. Si aplicas suficiente fuerza en los dientes, durante un período de tiempo lo suficientemente largo, puedes causar un daño significativo. En promedio, un humano es capaz de morder aplicando una fuerza de doscientas libras por pulgada cuadrada, lo cual es en verdad bastante, y cuando aplicas ese tipo de fuerza regularmente sobre casi cualquier cosa, se va a producir algún daño.

Para entender cómo afecta a la boca ese tipo de presión, considera de qué se compone esta parte del cuerpo. Los tejidos que rodean los dientes, por ejemplo, son básicamente hebras apretadas similares a cuerdas de guitarra, que mantienen todo unido. Pero cuando pones demasiada presión sobre las cuerdas de la guitarra, ¿qué ocurre? Se rompen, que es básicamente lo que les sucede a los tejidos alrededor de los dientes cuando los aprietas y los haces rechinar. Esta es la razón por la cual las encías comienzan a retroceder alrededor de los dientes afectados por el bruxismo, ya que la presión excesiva hace que esos tejidos se alteren. Si esta presión continúa, se va desgastando el esmalte, exponiendo la dentina y creando puntos de acceso para que las bacterias entren directamente en el torrente sanguíneo.

El bruxismo puede ocurrir consciente o inconscientemente, mientras estás despierto o dormido, y puede no parecer preocupante por meses o incluso años después de que comienza a ocurrir.

Las señales de bruxismo incluyen:

- Dolores de cabeza (especialmente en la mañana)
- Dolor en los músculos de la mandíbula
- Dolor que irradia desde el oído
- Sensibilidad dental
- Dientes astillados y rotos
- Dientes flojos
- Daño en el interior de la mejilla por morderla
- Marcas en la lengua

Si bien el bruxismo es común en los niños pequeños, la condición generalmente es pasajera y es más probable que se deba a alergias, dientes permanentes saliendo o dientes de leche desalineados opuesto al estrés. La mayoría de los niños superan el rechinar de dientes cuando llegan a la adolescencia.

Si el bruxismo continúa, o si lo padeces como adulto, la presión a largo plazo y el rechinar de los dientes pueden provocar fracturas, grietas y dientes sueltos que pueden caerse, así como el desgaste del esmalte. En casos severos, el esmalte puede desgastarse hasta tal punto que la capa subyacente de dentina quede expuesta. Esto no solo causa sensibilidad, sino que la dentina, que es nueve veces más blanda que el esmalte, es mucho más susceptible a las caries.

En casos raros, el bruxismo a largo plazo puede conducir al aumento de los músculos faciales, lo que puede bloquear las glándulas salivales, provocando hinchazón, dolor, inflamación y sequedad de la boca. La boca seca por sí sola es un factor importante para la formación de caries, ya que la falta de saliva significa que la boca no tiene a su disposición los medios naturales de lavado regular.

Si bien el estrés ciertamente puede causar bruxismo, el rechinar de dientes también puede estar relacionado con desordenes de sueño (entre estos, la apnea del sueño) o cualquiera de las afecciones de la infancia mencionadas anteriormente, como una mordida desalineada o alergias. En casos más leves, el bruxismo puede no requerir necesariamente tratamiento. Pero si el problema persiste hasta el punto de causar incomodidad, dolor en la mandíbula y daño a los dientes, entonces se pueden recomendar una o múltiples formas de tratamiento.

Tratamiento del rechinar de dientes (bruxismo)

Tratamiento dental

Aunque el tratamiento dental puede ayudar a aliviar el efecto del bruxismo, no necesariamente tratará la causa. Algunas opciones incluyen:

- **Protectores bucales y férulas oclusales:** los protectores bucales pueden proteger tus dientes de rechinar directamente uno contra el otro mientras duermes. Las férulas oclusales se fabrican a la medida, en acrílico duro, y van a mantener tus dientes en una posición ideal para la mordida, así como para evitar el contacto directo de los dientes durante el sueño.

- **Corrección dental:** si el grado de bruxismo ha hecho que los dientes se vuelvan tan sensibles que ya no puedes beber líquidos calientes o fríos, o masticar adecuadamente, entonces puede que sea necesario reconstruir y restaurar los dientes para reparar el daño.

Modificación del comportamiento

Si el estrés es causa probable de bruxismo, el uso de medicamentos y el tratamiento conductual pueden ayudar:

- **Manejo del estrés:** las estrategias de aprendizaje que promueven la relajación, como la meditación, pueden ayudar a reducir la ansiedad, lo que puede tener un impacto positivo en el bruxismo.

- **Modificación de la conducta:** si eres consciente del bruxismo y cómo se manifiesta en tus hábitos mandibulares, puedes cambiar ese comportamiento practicando un posicionamiento adecuado de la mandíbula, tal como te lo demuestre tu dentista.

- **"Biofeedback":** a través del uso de sensores eléctricos, puedes ver información sobre cómo está reaccionando tu cuerpo a cambios sutiles, lo que puede ayudar a reducir las acciones que generan bruxismo. Por ejemplo, aprender cómo controlar conscientemente tu respiración y frecuencia cardíaca puede ser una técnica tranquilizadora útil. Aprender cómo relajar la boca y los músculos de la mandíbula eficazmente puede reducir los efectos del bruxismo, o ayudar a eliminarlo por completo si la fuente principal es el estrés y la tensión muscular.

- **Modificaciones en el estilo de vida:** algunos métodos en el hogar para reducir los factores que contribuyen al bruxismo pueden incluir:

  □ Tomar baños relajantes, escuchar música suave o hacer ejercicio

□ Evitar sustancias estimulantes como el alcohol o el café en la noche

□ Dormir y descansar bien en la noche

□ Pedir a tu pareja que te diga si te oye rechinar los dientes, o si tu mandíbula hace "clic" en la noche, para que puedas informar a tu dentista.

□ Planifica exámenes dentales regulares para detectar signos de bruxismo temprano

Si tratas el bruxismo temprano en la vida, es más probable que evites sus impactos a largo plazo. Tendrás así más probabilidades de llegar a la edad avanzada con la mayoría o todos tus dientes naturales.

Conservar esa sonrisa

Si bien este libro no pretende enfocarse en la ortodoncia, mucho de lo que sucede como parte de tus visitas al ortodoncista afecta directamente tus visitas al dentista, y viceversa. Por ejemplo, si tuviste "braces" en la adolescencia, es probable que tu dentista desempeñara un papel importante en la limpieza de tus dientes entre las visitas de ortodoncia, y que informara de cualquier posible problema, rotura u otra condición a tu ortodoncista.

Una vez que se quitan los "braces", esa relación entre el ortodoncista, el dentista y el paciente continúa mientras se monitorea al paciente para asegurarse de que los "braces" hicieron lo que se pretendía que hicieran. Gran parte de esto tiene que ver con que el paciente haga su parte y utilice el retenedor el tiempo recomendado.

Es difícil pedirle a un adolescente que acaban de removerle los "braces" que continúe usando otro aparato. No obstante, el primer año después de su remoción, es vital garantizar que los dientes se mantengan fijos en sus posiciones nuevas mediante los retenedores. Esta es la razón por la que tu ortodoncista probablemente te recomiende usarlos hasta veintidós horas al día durante los primeros tres a seis meses, y luego cada noche al menos durante los siguientes seis meses. La mayoría de los jóvenes aceptan bastante bien ese año adicional—es el momento posterior que presenta el mayor desafío.

Si usaste "braces" de niño, aún deberías usar un retenedor por lo menos tres noches a la semana e idealmente todas las noches por el resto de tu vida.

Esto se debe a que, incluso con todo ese tiempo usando "braces", tus dientes van a moverse. Puede tomar un par de décadas, pero tus dientes se moverán gradualmente hacia adelante y hacia adentro con la edad—a menos que tengas enfermedad periodontal, en cuyo caso tus dientes se desplazarán mucho antes.

Si por casualidad, has estado usando tu retenedor regularmente desde la adolescencia, entonces la otra advertencia para mantener una sonrisa saludable y de dientes bien alineados es reemplazar el retenedor según sea necesario; cada dos a cinco años, dependiendo de como tú lo trates y lo cuides. Sin embargo, esto no solo se debe a que el retenedor se desgaste y deteriore, sino también al inevitable desplazamiento de los dientes a medida que vas envejeciendo. Incluso con la retención, los dientes se moverán un poco y el retenedor deberá ajustarse para mantener esos dientes en la alineación correcta. Si necesitas unos nuevos, y ya no vives cerca de tu antiguo ortodoncista, no te preocupes. Cualquier ortodoncista o dentista debidamente capacitado puede evaluarte y hacerte unos nuevos.

A lo largo de la vida, puede que tengas múltiples retenedores. Ten en mente que , usar un retenedor varias noches a la semana es solo un pequeño precio a pagar por el beneficio a largo plazo de mantener tus dientes alineados, derechos y saludables.

Capítulo diez

EDADES 40-59

Para la mayoría de nosotros, esa sensación de invencibilidad que hemos tenido durante toda nuestra vida probablemente esté empezando a desvanecerse en esta etapa de nuestras vidas. Nuestros sistemas también comienzan a ceder un poco.

En el lado positivo, esta es la etapa de la vida en la que muchos de nosotros empezamos a cuidar mejor de nuestro cuerpo. Antes de esta edad, los padres en particular, ponían la salud de sus hijos por encima de la suya, asegurándose de que los niños acudieran al médico y al dentista con regularidad mientras probablemente descuidaban su propia salud. Sin embargo, una vez que los niños comienzan a crecer, y en algunos casos se mudan de la casa, las mamás y los papás comienzan a invertir en verse y sentirse mejor. Es ahora cuando ponen todo su esfuerzo en lograr que su aspecto sea lo más parecido posible al que tenían en sus días anteriores a los hijos. Esto probablemente significa más ejercicio y más tiempo en el dentista, buscando qué se puede hacer no solo en términos de salud sino también para mejorar la apariencia.

Desafortunadamente, esta es también la edad en que las personas que descuidaron los signos y síntomas de la gingivitis ahora sufren enfermedad periodontal completa.

¿Qué es la enfermedad periodontal (periodontitis)?

La enfermedad periodontal ocurre cuando la gingivitis, esa inflamación superficial que ya describimos, no se trata. Su progresión lleva a que las encías se separen de los dientes, formando espacios (bolsas) donde se retienen más bacterias y aumenta el proceso de infección e inflamación. De hecho, la palabra "periodontitis" significa "inflamación alrededor del diente". A medida que la infección crece, las toxinas y el sistema inmune comienzan a destruir el hueso y tejidos que sostienen al diente en su lugar. De continuar este proceso sin tratamiento, conduce eventualmente a la pérdida de los dientes.

Los signos y síntomas de la enfermedad periodontal son los mismos que los de la gingivitis y los factores de riesgo. El tratamiento también sigue el mismo patrón, comenzando con una limpieza profunda completa que implica raspar el sarro por arriba y por debajo de la línea de las encías, y eliminar las áreas ásperas en la raíz del diente donde se retienen los gérmenes. En algunos casos, se puede usar un láser para remover toda la acumulación de depósitos ofensivos.

También se pueden recomendar el uso de antibióticos y antimicrobiales después de una limpieza profunda, pero si el daño es demasiado extenso, es muy probable que la cirugía periodontal sea el siguiente paso.

Tratamientos quirúrgicos para la enfermedad periodontal

Hay dos tipos principales de procedimientos quirúrgicos para la enfermedad periodontal. Dependiendo de la severidad del daño, tu dentista puede recomendar:

Cirugía de colgajo

Este procedimiento implica separar y levantar las encías para eliminar los depósitos de sarro profundos, y luego suturar las encías haciéndolas adaptar perfectamente en posición. Una vez sanadas, las encías deberían quedar bien firmes y ajustadas alrededor del diente. Por lo general, como consecuencia de la enfermedad y el tratamiento, los dientes pueden verse más largos.

Injertos de Hueso y Tejidos

Sin embargo, a veces la cirugía de colgajo no es suficiente, particularmente especialmente cuando la enfermedad ha destruido el tejido de las encías y el hueso debajo. El injerto óseo consiste en colocar una masa de hueso natural o sintético en el área de pérdida ósea para reparar el defecto y estimular el crecimiento de hueso. En algunos casos, también se puede hacer uso de la regeneración guiada de tejido, que consiste en colocar una pequeña malla entre la encía y el hueso para impedir que el tejido gingival crezca donde debería estar el hueso. Esto proporcionará tiempo para que el hueso y el tejido conectivo vuelvan a crecer. También se puede usar un injerto de tejido blando para la pérdida de encías, utilizando material sintético o tejido de otra parte de la boca para cubrir las raíces expuestas del diente.

En adición a la rigurosidad con que se ejecute el procedimiento, el éxito de cualquiera de éstos depende significativamente del paciente, de sus factores de riesgo y de cuán bien mantenga su salud bucal posteriormente en su casa.[27]

Lo creas o no, uno de cada dos estadounidenses mayores de treinta años sufre de algún nivel de periodontitis, que es la forma más avanzada de enfermedad periodontal. Y en adultos mayores de sesenta y cinco años, la prevalencia es un poco más del 70 por ciento de toda la población de estadounidenses.[28]

La Mitad de los Adultos Americanos tiene Enfermedad Periodontal

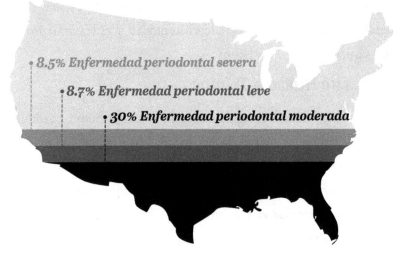

8.5% Enfermedad periodontal severa

8.7% Enfermedad periodontal leve

30% Enfermedad periodontal moderada

47.2% de los adultos americanos tiene periodontitis

Esto es **64.7 Millones** de adultos de 30 años o más

Tomado de la Academia Americana de Periodontología y el Centro de Control de Enfermedades

---

27 "Periodontal (Gum) Disease: Causes, Symptoms, and Treatments," National Institute of Dental and Craniofacial Research, last modified September 2013, https://www.nidcr.nih.gov/OralHealth/Topics/GumDiseases/PeriodontalGumDisease.htm

28 "CDC: Half of American Adults Have Periodontal Disease," American Academy of Periodontology, https://www.perio.org/consumer/cdc-study.htm

Curiosamente, según un estudio realizado en parte por el Centro de Control de Enfermedades (CDC), los hombres son más propensos que las mujeres a tener enfermedad periodontal (56.4 por ciento frente a 38.4 por ciento en mujeres), y aquellos con el mayor riesgo incluyen fumadores (64.2 por ciento), los que tienen un nivel de educación inferior a escuela superior (66.9 por ciento) y aquellos que viven por debajo del nivel federal de pobreza (65.4 por ciento).

"La enfermedad periodontal está asociada con la edad", afirmó Paul Eke, MPH, PhD, autor principal del estudio y epidemiólogo de los CDC. Según los estadounidenses viven más tiempo y conservan más de sus dientes naturales, la enfermedad periodontal ha ido tomando más prominencia en la salud de la población adulta de E.U. Mantener una buena salud periodontal es importante para la salud y el bienestar general de nuestra población que envejece".

Con estos hallazgos, el coautor Robert Genco, DDS, PhD, cree que la enfermedad periodontal debe elevarse al nivel de preocupación de salud pública. "Ahora sabemos que la enfermedad periodontal es una de las enfermedades crónicas no transmisibles más prevalentes en nuestra población, de modo similar a la enfermedad cardiovascular y la diabetes", afirmó Genco.[29]

¿Has tenido tu evaluación periodontal completa anualmente?

Según la Academia Estadounidense de Periodontología, cada paciente debe someterse a una evaluación periodontal exhaustiva cada año para evaluar su salud periodontal, diagnosticar la enfermedad existente, evaluar el riesgo de enfermedad y determinar cualquier tratamiento

---

29 P.I. Eke et al., "Prevalence of Periodontitis in Adults in the United States: 2009 and 2010," *Journal of Dental Research* 91, no. 10 (August 2012), https://doi.org/10.1177/0022034512457373

necesario. Este servicio lo puede realizar el dentista general, un higienista dental o un periodoncista (especialista en tratamiento de encías) durante una visita dental regular.

El momento de la coronación

Si has tenido caries desde niño, entonces es muy probable que tengas coronas en un futuro cercano. Entre las edades de cuarenta y sesenta es cuando la mayoría de los empastes llegan al final de su vida. Si has mantenido visitas dentales con regularidad, es probable que una caries que se te empastó en tu preadolescencia o adolescencia se rehaga a los 20 años o en los primeros años de la treintena. Dependiendo del tamaño original de la caries, la reposición de ese relleno probablemente eliminará algo más de la estructura circundante. Luego, cuando la caries necesita ser empastada nuevamente, digamos, en diez o quince años, existe una buena posibilidad de que no haya suficiente estructura dental para un empaste, y en su lugar deberá colocarse una corona para reconstruir y reestablecer la fortaleza estructural de la pieza.

Lo cierto es que si tienes una caries de tamaño moderado a grande, hay bastantes posibilidades de que termines con una corona. Podría ser más pronto, si la caries es más grande o si eres particularmente agresivo con tus dientes, o podría ser más tarde, pero casi siempre resultará necesaria.

¿Problema de ronquido o apnea obstructiva del sueño?

Si bien la apnea obstructiva del sueño puede ocurrir a cualquier edad, el factor de riesgo aumenta con la edad y la condición es más prevalente en los hombres mayores de cuarenta años. Aunque puede parecer una condición que de primera intención no pensarías mencionar a tu dentista, en realidad estamos en una de las mejores posiciones para ayudar con este trastorno, ya que el tratamiento con frecuencia puede implicar modificar la posición de la mandíbula para abrir las vías respiratorias y aumentar el flujo de aire.

El apnea obstructiva del sueño, o AOS, es una condición médica en la cual quien la padece deja de respirar durante unos segundos hasta unos minutos seguidos. Estas pausas en la respiración, llamadas "apneas", pueden ocurrir treinta o más veces en una hora, y la respiración a menudo comienza de nuevo con un fuerte sonido de asfixia o resoplido. Esta interrupción puede no despertar por completo a la persona, pero la moverá de un sueño profundo a uno leve y ligero, lo que reduce en gran medida la calidad general de su sueño y conduce a una somnolencia diurna excesiva.

A pesar de que el AOS es una condición común, a menudo no se diagnostica, ya que quienes la padecen no se dan cuenta de que está ocurriendo a menos que alguien se lo diga. En adición, si tu compañero de sueño lo nota, a menudo lo achaca a ronquidos fuertes en lugar de algo más serio. Si te preocupa que alguien padezca AOS, la mejor forma de saberlo es tratar de escuchar esa pausa en la respiración entre ronquidos. Los ronquidos generalmente son solo una fracción de segundo de cierre de la vía aérea superior que no interrumpe al durmiente, mientras que en el caso de AOS el durmiente deja de respirar notablemente antes de volver a comenzar.

Junto con esa pausa audible, otros signos y síntomas de la afección incluyen:

- somnolencia excesiva

- fatiga

- deterioro de la memoria

- alteración del estado de ánimo

- disminución del líbido

- aislamiento social

- enfermedad cardiovascular

- la mandíbula inferior es demasiado pequeña o está demasiado atrás

- presencia de hipertensión

- índice de masa corporal de 30 o más

- circunferencia del cuello de 17 pulgadas o más

- obstrucción o ahogo observado durante el sueño

- falta de atención y cambios en los niveles de energía durante el día

- amígdalas y/o adenoides recrecidas

También hay evidencia de que las personas que padecen bruxismo, rechinar de los dientes, también pueden tener algún grado de AOS. Esto es porque el movimiento de la mandíbula puede estar relacionado con el esfuerzo subconsciente de mantener las vías respiratorias abiertas durante el sueño, mover la mandíbula o apretarla para activar los músculos de la garganta y el cuello, y mantener las vías respiratorias abiertas.

Diagnóstico de la apnea obstructiva del sueño

El método para determinar si una persona padece apnea del sueño suele tener dos partes: una evaluación inicial del sueño seguida de un estudio del sueño realizado con una polisomnografía, o PSG.

La evaluación inicial del sueño se puede realizar en la oficina del dentista y generalmente implica una serie de preguntas para determinar la escala de somnolencia diurna de una persona. Dos de los cuestionarios más conocidas son el *Epworth Sleepines Questionaire* y el *Berlin Questionnaire*.

Las preguntas en estos exámenes van dirigidas a tratar de medir la probabilidad de que cabecees soñoliento (no es que te sientas cansado) en situaciones como las siguientes:

- Mirando televisión

- Sentado y leyendo

- Sentado inactivo en un lugar público, como una reunión

- Como pasajero en un automóvil por más de una hora seguida

- Sentado y hablando con alguien

- Sentado tranquilamente después de un almuerzo sin alcohol

- En un automóvil mientras está detenido en el tráfico

Otros métodos incluyen evaluar los hábitos de sueño y tener en cuenta factores físicos, como es el caso del *STOP-BANG Questionnaire*, cuyas siglas en español significan: ronquidos, cansancio, presión observada, índice de masa corporal, edad, circunferencia del cuello y género ("snoring, tired, observed pressure, body mass index, age, neck circumference, and gender").

Entre los métodos de evaluación adicionales podría incluirse un análisis cefalométrico para identificar cualquier anormalidad de crecimiento que pueda estar afectando la respiración. También, un CBCT ("Cone Beam Computed Tomography") ó radiografía en 3D, para medir el volumen mínimo de las vías respiratorias, una evaluación intraoral para detectar posibles obstrucciones visibles, o un monitor de sueño para medir parámetros clave como saturación de oxígeno en la sangre, episodios de apnea e hipopnea y patrones de respiración alterados.

Si una o más de estas evaluaciones confirman el riesgo de AOS, el siguiente paso es un estudio supervisado del sueño monitoreado por un polisomnógrafo (PSG).

Mientras que un PSG medirá docenas de factores cuando el paciente esté durmiendo, uno de los factores más importantes que medirá es el índice de apnea-hipopnea, o AHI. Esta medición determina exactamente cuántas apneas o pausas en la respiración experimenta el paciente en una hora, así como momentos de respiración superficial llamados hipopneas. Asimismo, el estudio contará la cantidad de despertadas relacionadas con el esfuerzo respiratorio que experimenta el paciente en el transcurso de una hora.

Estas medidas, junto con la información de la frecuencia cardíaca del paciente, flujo de aire, presión de aire en el esófago, saturación de oxígeno, ronquido, movimiento ocular e incluso niveles de dióxido de carbono de la piel, se tienen en cuenta antes de presentar al paciente un diagnóstico.

Tratamiento de la apnea obstructiva del sueño

Aquí es donde los dentistas pueden jugar un papel importante en el tratamiento o incluso la curación de la AOS. Si la condición es causada por una vía respiratoria restringida, entonces el paciente puede beneficiarse de la terapia con un aparato bucal.

Hay varias opciones de aparatos bucales que ayudan con la apnea del sueño, y todas ellas están diseñadas para sostener la mandíbula en una posición hacia adelante, lo que crea un espacio más grande entre la base de la lengua y la parte posterior de la garganta. Si un paciente experimenta constricción por la noche, este ajuste debería ayudarlo a mantener esta área más abierta

Sin embargo, dado que los aparatos orales generalmente dependen de los dientes para ser efectivos, no se recomiendan para personas con enfermedad periodontal o problemas de ATM, ya que el dispositivo puede agravar la situación. También hay posibles efectos secundarios del uso prolongado, que incluyen:

- boca seca

- salivación excesiva

- incomodidad o molestias en los dientes

- irritación gingival

- sensibilidad en los músculos de la mandíbula

- molestia en la ATM

- cambios en la mordida debido a los dientes desplazados por la presión ejercida sobre ellos por el aparato.*

* Este último efecto secundario a menudo se puede manejar usando un posicionador dental, un dispositivo que se asemeja a un protector bucal deportivo grande, de veinte a treinta minutos por día para mantener los dientes del paciente en su posición original.

Si no es posible la opción del aparato bucal, entonces el tratamiento más común es un dispositivo de presión positiva continua en la vía aérea, o CPAP, que sopla aire comprimido en la nariz y/o boca del paciente mientras duerme. Si bien el CPAP se considera el "estándar de oro" para el tratamiento de AOS, también es el menos tolerado, ya que la máscara puede ser incómoda y la presión sobre las vías respiratorias puede irritar los tejidos nasales de las vías respiratorias superiores. Otras opciones para tratar la apnea del sueño, aparte de las modificaciones en estilo de vida y comportamiento (perder peso, evitar dormir boca arriba, evitar el alcohol y/o los sedantes antes de acostarse, etc.), pueden incluir:

- **Estimulación eléctrica de las vías respiratorias superiores:** un dispositivo que se puede implantar en el tórax para administrar impulsos eléctricos leves al nervio que controla la lengua, estimulándolo para que se mueva cuando el paciente deja de respirar.

- **Cirugía de avance maxilomandibular:** para pacientes con vías respiratorias significativamente angostas, mover la mandíbula y la maxila hacia adelante puede ayudar a abrir las vías respiratorias y tensar los músculos y tendones de esas vías, reduciendo el riesgo de que colapsen.

- **Amigdalectomía y adenoidectomía:** los pacientes que presentan apnea del sueño durante la infancia tienen más probabilidades de beneficiarse de estos procedimientos y se ha demostrado que son muy eficaces en el tratamiento de la AOS pediátrica.

- **Traqueostomía:** este procedimiento crea una pequeña abertura en la tráquea debajo de una obstrucción en la vía aérea. Este procedimiento generalmente solo se realiza en casos extremos de AOS, cuando no hay otras opciones disponibles.

- **Procedimientos nasales:** si la apnea del sueño se debe principalmente a restricciones en el área nasal, se pueden realizar cirugías para tratar el bloqueo.

- **Uvulopalatofaringoplastia:** esta es una palabra grande para un procedimiento interesante, que consiste en extraer una porción del paladar blando alrededor de la úvula (ese tejido carnoso que cuelga en la parte posterior de la boca) para abrir las vías respiratorias. Si bien esto puede ayudar a tratar los ronquidos, sin embargo, por lo general no es tan eficaz como otras cirugías y terapias para tratar la AOS.

Ahora es el mejor momento para el cuidado dental preventivo

Nunca está demás recordarte a ti mismo que la salud dental que tengas en el futuro depende de lo saludables que mantengas hoy tus dientes. A medida que envejeces, cualquier problema que tengas hoy empeorará a menos que recibas tratamiento, y el descuido de hoy puede generar nuevos problemas mañana. La salud general puede ir cuesta abajo y deteriorarse rápidamente, y mantener la boca joven en la vejez requiere ser diligente y mantener buenos hábitos. Cepillarse dos veces al día y usar hilo dental se hacen más importantes que nunca en esta edad.

En adición, ten en mente que mantener tus citas dentales regulares costará mucho menos a largo plazo, ya que no ver al dentista podría significar condiciones dentales más graves, y costosas, en el futuro.

Además, recuerda esas condiciones médicas que se han relacionado de una forma u otra con la salud general de la boca. La diabetes, las enfermedades cardíacas, los accidentes cerebrovasculares y los problemas respiratorios, como ya mencionado, se han atado con el riesgo de que las bacterias de las infecciones de las encías pasen directamente al torrente sanguíneo y desencadenen inflamación en órganos y tejidos

¿Quieres llegar a tus años dorados con tantos de tus propios y reales dientes como sea posible? Entonces, hoy es el mejor día para comenzar una rutina de cuidado dental adecuada que estará contigo el resto de tu vida.

Capítulo once

EDAD 60 O MÁS

Las caries y la pérdida de dientes son un problema grave a esta edad, en parte debido al desgaste y deterioro que se han producido en las encías y los dientes.

Con una mordida promedio de doscientas libras de presión por pulgada cuadrada, la boca humana es bastante poderosa, pero con el tiempo esa fuerza también tiene la capacidad de desgastar la capa externa del esmalte de los dientes. Cuando combinas una vida de masticar y triturar comida, junto con la exposición a alimentos y bebidas ácidas dañinas, corres el riesgo de más grietas, roturas, caries y daños generales debido a ese esmalte debilitado.[30]

---

30   "The aging mouth – and how to keep it younger," Harvard Health Publishing, Harvard Medical School, last modified January 2010, https://www.health.harvard. edu/diseases-and-conditions/ the-aging-mouth-and-how-to-keep-it-younger

En adición, la recesión de las encías es muy común en los adultos mayores. Más del 70% de las personas mayores de 50 y el 90% de las mayores de 80, muestran algún grado de recesión.[31] Cuando esta afección no se trata, la raíz expuesta tiene mayor riesgo de caries y puede ser más susceptible a la enfermedad de las encías, lo que eventualmente podría llevar a la destrucción del tejido de las encías e incluso del hueso alrededor de los dientes.

Aunque no hay mucho que puedas hacer para detener el desgaste natural del esmalte dental, ser constante con los hábitos diarios de salud dental, como cepillarse los dientes y usar hilo dental, y las visitas dentales regulares son tan importantes como nunca a esta edad.

¿Es un reto cepillarse bien los dientes? ¡Cambia a un cepillo eléctrico!

Los hábitos diarios que solíamos hacer sin pensar pueden volverse más pesados en la edad avanzada. Solo cepillarse los dientes, por ejemplo, puede ser difícil si la artritis u otras discapacidades que afectan las habilidades motoras están comenzando a manifestarse. Para aquellos con destreza limitada, cambiar de un cepillo de dientes manual a uno eléctrico puede hacer una gran diferencia. Además, el cambio a una pasta de dientes con alto contenido de fluoruro (5000 ppm) va a ayudar a la remineralización de los dientes, fortaleciendo el esmalte dental y reparando las áreas débiles a las que la placa tiende a adherirse.

---

31   Claudia Hammond, "Is age the cause of receding gums?" BBC Future, last modified August 7, 2013, http://www.bbc.com/future/story/20130807- does-age-damage-your-gums

Boca seca (xerostomía)

Debido a la prevalencia de medicamentos que se toman en esta edad para condiciones que van desde la diabetes a la presión arterial alta hasta el tratamiento del cáncer, la sequedad de la boca es un acontecimiento común. Esto no solo da lugar a mal aliento, sino que la falta del limpiador natural de la boca—la saliva—significa que las caries entran en juego nuevamente. También, los hábitos para combatir esta situación, como chupar pastillas azucaradas o los caramelos duros para la tos, no ayudan a frenar la condición, sino que la agrava.

La boca seca también puede ser un problema para los usuarios de dentaduras postizas, ya que la falta de saliva puede hacer que las dentaduras se sientan sueltas en la boca, provocando incomodidad. En estos casos, un adhesivo fijador de dentadura y/o saliva artificial puede ayudar, al igual que beber sorbos de agua con frecuencia durante todo el día. Otras opciones para combatir la boca seca incluyen:

- Masticar chicle sin azúcar

- Chupar caramelos sin azúcar

- Evitar el alcohol o las bebidas con cafeína

- Evitar el tabaco

Barniz para una sonrisa más saludable

Aunque las caries pueden parecer algo de lo que solo los niños tienen que preocuparse, el hecho es que la tasa de caries dental en las personas de más de sesenta y cinco años ahora excede la tasa de caries en escolares.[32] Parte de esto se debe a las dos condiciones relacionadas con la edad mencionadas anteriormente: boca seca y recesión de las encías. A medida que la falta de saliva que actúa de limpiador se vuelve más prevalente y queda expuesto más del tejido blando de la raíz, aumenta el riesgo de desarrollar caries, particularmente a lo largo de la línea de las encías.

Para adelantarse a ese riesgo, más dentistas están recomendando un barniz de fluoruro alrededor de la base, o cuello, de los dientes. El barniz generalmente consta de entre un 0.1 por ciento y un 5 por ciento de fluoruro de sodio y una resina o base sintética que lo ayuda a adherirse a los dientes. Este, se endurece en poco tiempo y se puede aplicar rápidamente, reduciendo el tiempo que la higienista pasa en la boca y minimizando el riesgo de náuseas o de ingestión accidental del producto.

Si bien la mayoría de los estudios sobre la efectividad de los barnices de flúor en la prevención de las caries se han realizado en niños, más investigadores están empezando a analizar su impacto en los adultos mayores. En los niños, las revisiones sistemáticas han demostrado cuán efectivo puede ser el fluoruro tópico para prevenir o frenar el avance de las caries. Con los adultos mayores, las revisiones recientes también han demostrado una reducción en las caries de raíz, controlándolas mejor que solo cepillarse con pasta de dientes con alto contenido de flúor. El estudio concluyó que los barnices de flúor en adultos mayores, particularmente en aquellos que tienen dificultades

---

32 "The aging mouth – and how to keep it younger," Harvard Health Publishing, Harvard Medical School, last modified January 2010, https://www.health.harvard. edu/diseases-and-conditions/ the-aging-mouth-and-how-to-keep-it-younger

para cepillarse, son de gran beneficio aplicándolos en la base de los dientes tres o cuatro veces al año.[33]

Implantes dentales y dentaduras

Los implantes dentales, cada día más, son preferidos sobre las dentaduras postizas cuando se trata de reemplazar los dientes perdidos. Existen múltiples razones para esto, la principal es que los implantes se ven y actúan como dientes naturales. Esto no solo significa que puedes masticar cómodamente alimentos sólidos en cualquier momento que lo desees, sino que también aplica a cómo actúa el implante en la boca.

Con las dentaduras, los dientes con problemas se remueven de la boca y nada los reemplaza. Con el tiempo, el cuerpo reabsorbe el hueso de donde se extrajeron los dientes debido a que ya no sostiene ningún diente, lo que provoca la degradación y el adelgazamiento del hueso. Los implantes, sin embargo, están hechos con un material que se funde con el hueso, actuando como dientes reales para que el cuerpo no sea estimulado a comenzar la reabsorción o degradación del mismo.

Otro de los beneficios es la comodidad. Los implantes actúan como dientes reales en lugar de moverse en la boca o requerir fijadores como lo hacen las dentaduras postizas. También podemos mencionar la durabilidad como otro beneficio. El implante típico tiene una tasa de fracaso de menos del 5 por ciento y dura un promedio de veinticinco años. Se dice que algunos podrían durar toda la vida, pero la restauración sobre ellos podría requerir reemplazo. Mientras tanto, la vida de las dentaduras suele ser de entre siete y quince años.[34]

---

33 Nicola Innes and Dafydd Evans, "Caries prevention for older people in residential care homes," *Evidence-Based Dentistry* 10, no. 3 (2009): 83–87, https://doi.org/10.1038/sj.ebd.6400672

34 Lesley Alderman, "For Most, Implants Beat Dentures, but at a Price," Health, The New York Times, last modified July 30, 2010, http://www.nytimes.com/2010/07/31/health/31patient.html

Los implantes también son una opción más favorable y saludable para los dientes circundantes. Cuando se coloca un puente, por ejemplo, los dos dientes adyacentes al área deben ser desgastados y reducidos para que puedan sostener la estructura del puente. Como consecuencia, estos dientes recién desgastados son más vulnerables a la degeneración de su nervio, caries y daño.

¿Cómo se colocan los implantes?

El procedimiento de implante normalmente implica colocar un tornillo de titanio en el lugar correcto del hueso mandibular o maxilar, seguido de la inserción del diente protésico. En algunos casos, los pacientes pueden optar por una combinación de implante y dentadura postiza, en la cual se implantan una serie de tornillos de titanio en la mandíbula, con la punta externa configurada de tal forma que se pueda encajar una dentadura parcial o completa.

Sin embargo, los implantes no funcionan para todos los pacientes. Si fumas, padeces diabetes o ya tienes una pérdida sustancial de hueso, los implantes tal vez no sean la mejor opción para ti.

¿Qué debes saber antes de blanquear los dientes de más edad?

A medida que la capa externa del esmalte se adelgaza, la dentina subyacente se vuelve más visible, haciendo que los dientes se vean menos blancos. El café, el vino tinto, el té y el tabaco también pueden manchar los dientes, lo que los hace potencialmente parecer más viejos de lo que son.

Si bien los productos de blanqueamiento de venta sin receta y las pastas de dientes blanqueadoras pueden proporcionar a los dientes unas tonalidades un poco más claras, los efectos a menudo son mucho menos dramáticos. Los procedimientos de blanqueamiento profesional producirán cambios de tonalidad notables en la mayoría de los pacientes. Sin embargo, antes de realizar un proceso de blanqueamiento dental, ten en cuenta que este procedimiento puede dejar los dientes sensibles durante un período corto de tiempo (generalmente no más de veinticuatro a cuarenta y ocho horas). Algunas tonalidades y algunas manchas pueden ser más difíciles de aclarar que otras, lo que requiere varias aplicaciones antes de que pueda lograrse la mejoría esperada.

¿Afecta la osteoporosis a los dientes?

La osteoporosis es una condición médica que disminuye la densidad de los huesos y los hace más propensos a la fractura. También puede afectar la densidad ósea en la boca, aunque en términos generales no ocasiona mayores problemas. De acuerdo con un estudio realizado por el Instituto Nacional de Salud, las mujeres con osteoporosis tenían tres veces más probabilidades de tener un diente flojo que las mujeres sin dicha condición.[35]

Vigilantes a los signos de cáncer oral

Como ocurre con la mayoría de los cánceres, el riesgo de cáncer oral aumenta con la edad y con el uso de productos de tabaco y alcohol. Con cada año que alguien fuma o mastica tabaco, aumenta el riesgo de desarrollar cáncer oral. En un chequeo dental regular (recomendado dos veces al año), la mayoría de los dentistas realizan un examen de detección de cáncer oral.

---

35 "Oral Health and Bone Disease," NIH Osteoporosis and Related Bone Diseases National Resource Center, https://www.bones.nih.gov/health-info/bone/ bone-health/oral-health/oral-health-and-bone-disease

Cuando se desarrolla el cáncer oral, el lugar más probable en que ocurra primero es en el labio inferior, luego en el labio superior y luego en la lengua. Es fácil que los signos y síntomas iniciales de la enfermedad pasen desapercibidos, pero si notas una mancha blanca o roja en el labio, la lengua o la parte inferior de la boca que dura más de dos semanas, infórmaselo a tu dentista. Aunque pueden ser los primeros signos de cáncer oral, también existe la posibilidad de que sea una lesión causada por herpes o infección por hongos, que si bien puede ser dolorosa, también puede tratarse.

Cuidado dental y demencia

A los adultos mayores que padecen diferentes tipos demencia, como la enfermedad de Alzheimer, se les debe permitir llevar a cabo su propia atención dental por el tiempo que puedan, con recordatorios de familiares y cuidadores, y supervisión si fuera necesaria. Establecer una rutina de cuidado diario en las primeras etapas de la demencia es particularmente importante ya que la asistencia para cepillarse los dientes puede ser necesaria más adelante.

Dado que con frecuencia puede ser un reto comunicarse con alguien que tiene demencia, puede ser difícil saber si esa persona está sufriendo de dolor en la boca o incomodidad. Si eres cuidador o miembro de la familia de alguien con demencia, puede ser útil estar atento a los siguientes signos de posibles problemas dentales:

- Negarse a comer alimentos fríos o calientes, o cualquier alimento

- Pasarse la mano frecuentemente por la cara y la boca.

- Aumento de quejidos, gritos o inquietud

- Negarse a participar en las actividades diarias

- Comportamiento agresivo

- Sueño perturbado

- No usar sus dentaduras postizas[36]

Tratamiento dental para quienes sufren de demencia

De acuerdo con la Sociedad del Alzheimer, el tratamiento dental para los que sufren de demencia debe considerarse teniendo en cuenta todas las etapas de la demencia. Durante las primeras etapas, por ejemplo, los dentistas deben recomendar y llevar a cabo el tratamiento con el entendimiento de que el paciente no será capaz de cuidar de sus propios dientes en algún punto. Por lo tanto, los tratamientos preventivos para enfermedades como la de las encías son muy importantes. A medida que avanza la enfermedad, los pacientes pueden necesitar sedación o anestesia general para las visitas dentales, y su capacidad para cooperar durante estas visitas debe evaluarse de antemano. En las últimas etapas de la demencia, las dificultades para pensar claramente junto con la fragilidad física y a menudo condiciones médicas complejas adicionales pueden hacer que las visitas dentales no sean fáciles. La atención se debe enfocar principalmente en mantener la comodidad del paciente, prevenir la enfermedad dental y proporcionar tratamientos de emergencia.[37]

Al considerar el tratamiento dental para pacientes con demencia, se deben tener en cuenta los siguientes factores:

- Qué problemas dentales se están experimentando

- Si el paciente puede dar su consentimiento informado

---

36   "Dental Care" Alzheimer's Society, https://www.alzheimers.org.uk/ info/20029/ daily_living/9/dental_care/3

37   Ibid.

- El nivel de independencia, capacidad de pensamiento, impedimentos físicos, cooperación y estado mental del paciente.

Una vez que se evalúan estas condiciones, el dentista puede proporcionar información sobre las mejores opciones de tratamiento para el paciente y con qué frecuencia debe acudir al dentista.

Como en todas las etapas de la vida, mantener los dientes en sus mejores condiciones requiere un mantenimiento regular, además de prácticas de sentido común. Con esto en mente, un pequeño esfuerzo ahora puede marcar una gran diferencia en los dientes que logres mantener, así como tu salud general en el futuro.

Para más información,
puedes visitar nuestra página web
www.DrRamonDuran.com y seguirnos
en Facebook - Dr. Ramon Duran
e Instagram - RamonDuranDMD
Si deseas hacer una cita, por
favor llámanos al (787)754-2270 o
contáctanos por correo electrónico a
DrRamonDuran@gmail.com

CPSIA information can be obtained
at www.ICGtesting.com
Printed in the USA
JSHW011517050623
42742JS00008B/352

9 781642 252293